刘从明 编著

中医经典白话图解

医学三字经

白话图解

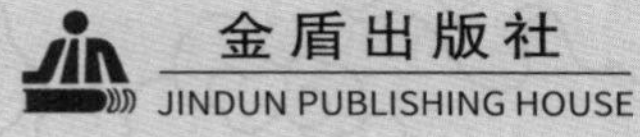

图书在版编目（CIP）数据

医学三字经白话图解 / 刘从明编著 . -- 北京 : 金盾出版社 , 2024.2
（中医经典白话图解）
ISBN 978-7-5186-1662-6

Ⅰ . ①医… Ⅱ . ①刘… Ⅲ . ①《医学三字经》- 图解 Ⅳ . ① R2-64

中国国家版本馆 CIP 数据核字 (2024) 第 030040 号

医学三字经白话图解

YI XUE SAN ZI JING BAI HUA TU JIE

刘从明　编著

出版发行：	金盾出版社	**开　　本：**	710mm × 1000mm　1/16
地　　址：	北京市丰台区晓月中路 29 号	**印　　张：**	14
邮政编码：	100165	**字　　数：**	150 千字
电　　话：	（010）68276683 （010）68214039	**版　　次：**	2024 年 2 月第 1 版
		印　　次：	2024 年 2 月第 1 次印刷
印刷装订：	三河市双峰印刷装订有限公司	**印　　数：**	1 ～ 5 000 册
经　　销：	新华书店	**定　　价：**	66.00 元

（凡购买金盾出版社的图书，如有缺页、倒页、脱页者，本社发行部负责调换）

前言

《医学三字经》为清代著名医学家、教育家陈念祖（1753—1823 年，字修园，号慎修，福建长乐人）所著。全书共两卷，乃仿效《三字经》的体裁，以三字一句的韵语概述医学源流、基本理论和常见疾病证治。卷一首论医学源流，其后分论中风、虚痨、咳嗽、疟疾、痢症、水肿等 10 类疾病的证候、病机、治法和方药。卷二分论胀满蛊胀、伤寒瘟疫、妇人经产杂病、小儿疾病等 13 类疾病的证候、病机、治法和方药。全书言简意赅，易读易记，是一本较好的初学中医的入门书。但因原著是用古文、韵文所写，对于现代读者，尤其是初学中医的人来说，理解较有难度。

本书体例分为“名家带你读”“原文”“白话译文”“注释 + 解读”四部分内容。“名家带你读”部分提炼出每篇的中心内容，便于读者对主要内容做大致的了解。“原文”部分以清嘉庆九年（1804 年）南雅堂藏版为底本，以清光绪三十四年（1908 年）宝庆经元书局校刻本为主校本，并参考其他相关文献勘校注释编写而成。“白话译文”部分将原文翻译成现代读者容易理解的白话文，力求文字简洁，清晰严谨。“注释 + 解读”部分对难理解的字及有深刻内涵的经文进行字义、读音解读，力求详尽准确。为了使广大读者更好地理解这部医学经典，本书还结合生命科学、养生理论和中国传统文化，对其中的医学思想采用图解和表格的形式进行了全面而系统的诠释。

鉴于作者水平有限，书中可能存在疏漏、谬误、欠妥之处，恳请读者不吝提出宝贵意见，以便再版时修正。

刘从明

目录

卷一

卷二

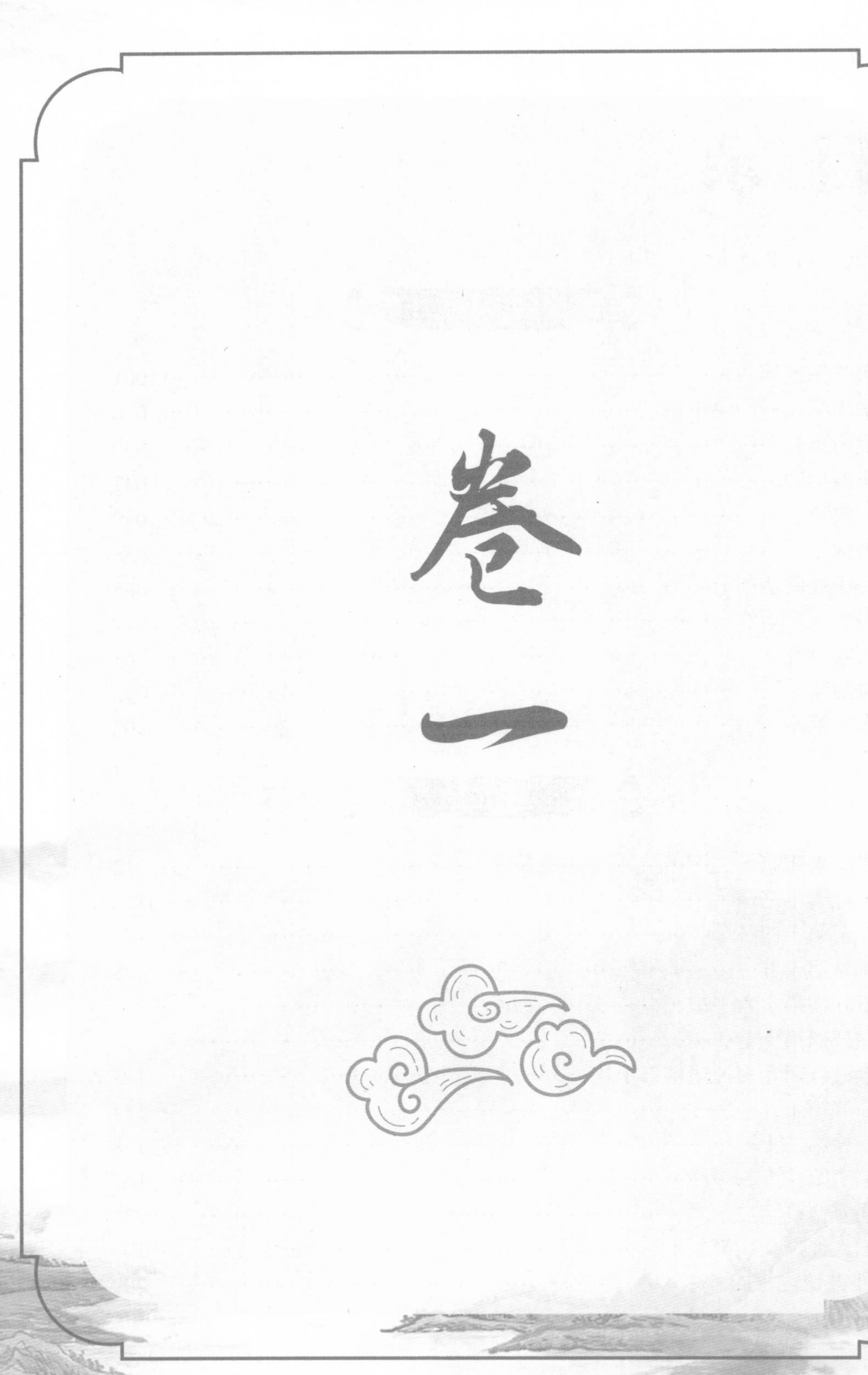

卷一

医学源流第一

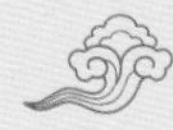

名家带你读

本篇论述了中医学之源，认为《黄帝内经》是中医学形成的标志性著作，在《难经》里也有中医学的相关叙述；论述了东汉张仲景的六经辨证及其著作；论述了唐代孙思邈和王焘的著作；分析了金元四大家和明清七大家的学术特点。

医之始　本岐（qí）黄　**黄，黄帝也。岐，岐伯也。君臣问答，以明经络、脏腑、运气、治疗之原，所以为医之祖。虽《神农本经》在黄帝之前，而神明用药之理，仍始于《内经》也。**

灵枢作　素问详　**《灵枢》九卷，《素问》九卷，通谓之《内经》。《汉书·艺文志》载《黄帝内经》十八篇是也。医门此书，即业儒之五经也。**

岐黄：岐伯和黄帝。黄帝是古代的部落联盟首领，五帝之首。岐伯是黄帝的臣子，也是指导黄帝研究医学的老师。

《神农本经》：即《神农本草经》，简称《本经》《本草经》《神农本草》。

五经：《诗》《书》《礼》《易》《春秋》五部儒家经书。

【白话译文】

尽管《神农本草经》在黄帝之前就存在了，但中医学的起源还是归于黄帝和岐伯时期。后人托名黄帝写成《灵枢》和《素问》二书，合称《黄帝内经》，其中《素问》的内容尤为详细。

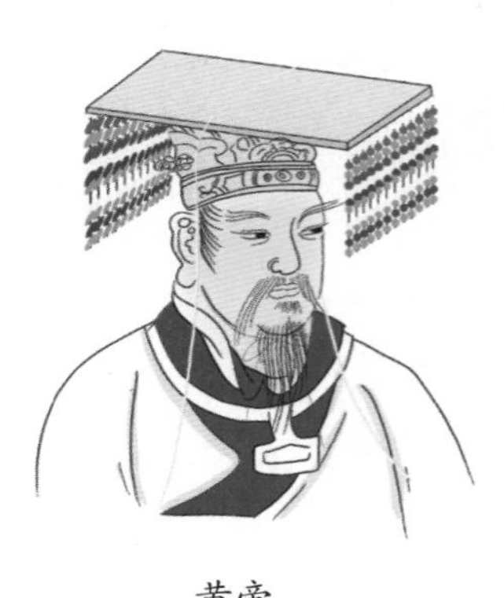

黄帝

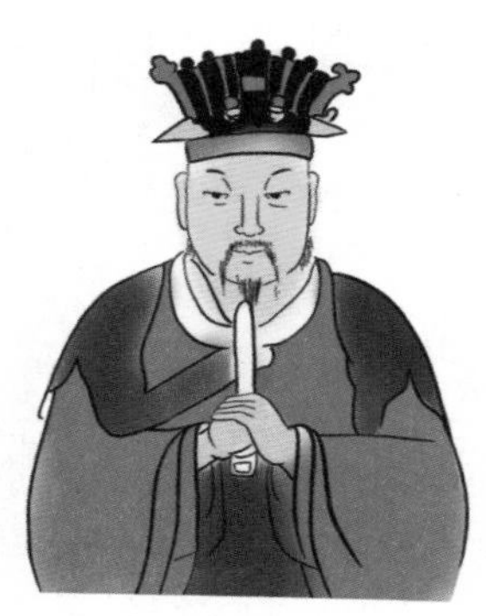

岐伯

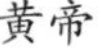

难（nàn）经出　更洋洋

洋洋，盛大也。《难经》八十一章，多阐发《内经》之旨，以补《内经》所未言。即间有与《内经》不合者，其时去古未远，别有考据也。秦越人，号扁鹊，战国人也，著《难经》。

《难经》：相传为春秋战国时名医扁鹊（姓秦名越人，约生于公元前5世纪）所作，原名《黄帝八十一难经》。本书以问答释难的形式编纂而成，论述以基础理论为主，兼析人体生理、病理，以及疾病的诊断、治疗等方面内容。

洋洋：盛大。

【白话译文】

自从《难经》这部书问世，中医学的内容就更加丰富了。《难经》相传为战国的秦越人，即扁鹊所著，共有八十一章，多数是阐述《黄帝内经》中的要旨，并补充《黄帝内经》中所没有提及的内容。即使其中有与《黄帝内经》不合的地方，当时距离《黄帝内经》成书时代不远，有一定的考证作依据，还是可信的。

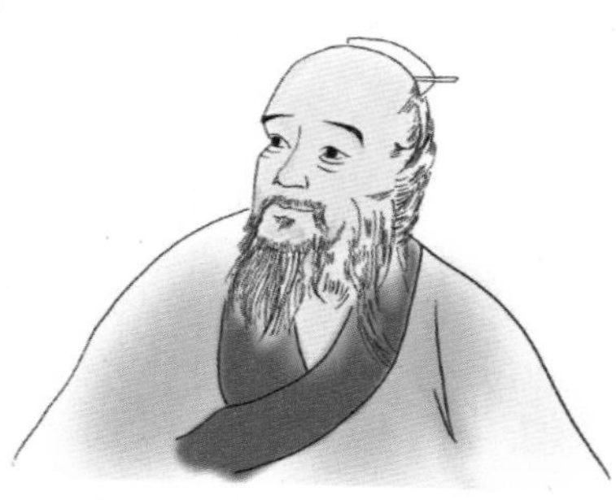

扁鹊

越汉季 有南阳 **张机，字仲景，居南阳，官长沙，汉人也。著《伤寒杂病论》《金匮玉函经》。**

南阳：张仲景，名机，河南南阳人。古时候为了表示对某人的崇敬，往往以其出生地名或职衔来称呼他。

六经辨 圣道彰 **《内经》详于针灸，至伊尹有汤液治病之法，扁鹊、仓公因之。仲师出而杂病伤寒专以方药为治，其方俱原本于神农、黄帝相传之经方，而集其大成。**

伤寒著 金匮（guì）藏 **王肯堂谓《伤寒论》义理如神龙出没，首尾相顾，鳞甲森然；金匮玉函，示宝贵秘藏之意也。其方非南阳所自造，乃上古圣人相传之方，所谓经方是也。其药悉本于《神农本经》。非此方不能治此病，非此药不能成此方，所投必效，如桴（fú）鼓之相应。**

六经：太阳经、阳明经、少阳经、太阴经、少阴经、厥阴经。以六经辨证用来归纳症状，说明疾病过程中发展变化的各种情况。

垂方法 立津梁 **仲师，医中之圣人也。儒者不能舍至圣之书而求道，医者岂能外仲师之书以治疗？**

津梁：津，渡水处。梁，桥梁。

【白话译文】

东汉末年，出现了一位医家张仲景。他在《内经》的理论基础上，倡导“六经辨证”学说，使中医学术理论得到了进一步发展。张仲景著有《伤寒论》和《金匮要略》两书。这两部书为后世医家在诊断治疗方面树立了辨证论治的规范，成为学习中医的“必经之路”，就像渡口和桥梁一样。

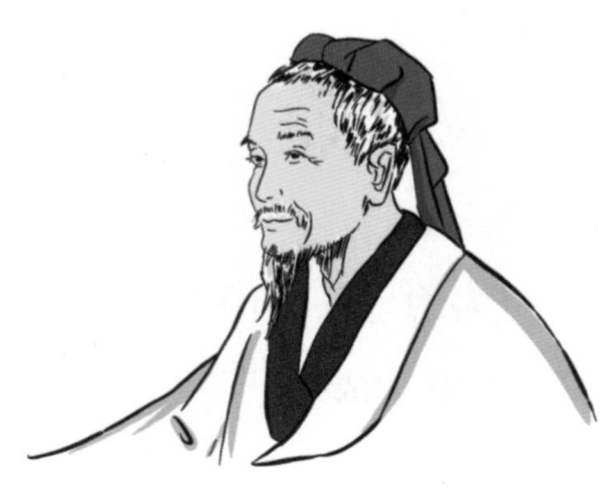

张仲景

李唐：唐朝（公元618—907年）的统治者姓李，故称李唐。

千金：指《千金要方》和《千金翼方》，均为孙思邈所著。

读书笔记

李唐后　有千金　**唐·孙思邈，华原人，隐居太白山，著《千金方》《千金翼方》各三十卷。宋仁宗命高保衡、林亿校正，后列禁经二卷，今本分为九十三卷，较《金匮》虽有浮泛偏杂之处，而用意之奇、用药之巧，亦自成一家。**

外台继　重（zhòng）医林　**唐·王焘著《外台秘要》四十卷，分一千一百四门，论宗巢氏，方多秘传，为医门之类书。**

【白话译文】

唐代著名的医学著作，有孙思邈著的《千金要方》和《千金翼方》，继之有王焘著的《外台秘要》。这两部大书可说是唐代医学的代表作，一直为医学界所重视。

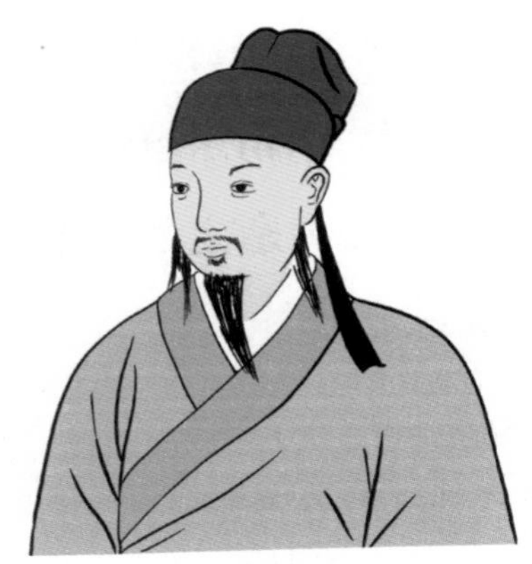
孙思邈

后作者 渐浸淫 等而下之，不足观也已。

红紫色 郑卫音 间色乱正，靡音忘倦。

【白话译文】

唐代以后的著作逐渐增多了，其中不免有滥竽充数者。将这些作品与古典医书比较，相去甚远。好像将紫色与红色相比，也像用郑卫音乐与古代雅乐相比，这里面有正色，有杂色，有雅乐，有淫靡之音，其内容显然不同。

迨（dài）东垣（yuán） 重脾胃 金·李杲，字明之，号东垣老人，生于世宗大定二十年，金亡入元，十七年乃终，年七十二，旧本亦题元人，作《脾胃论》《辨惑论》《兰室秘藏》，后人附以诸家合刻，有《东垣十书》传世。

温燥行 升清气 如补中益气及升阳散火之法，如苍术（zhú）、白术、羌（qiāng）活、独活、

浸淫：逐渐接近。这里是增多的意思。

红紫色：这里是说明杂色（紫色）不能与正色（红色）相比。

郑卫音：春秋时代郑、卫二国的音乐，在历史上都被看作非正派文雅的音乐。

迨：等到。

东垣：李东垣，名杲，字明之，晚号东垣，为金元四大家之一。由于他在医学上主张用温燥药补脾胃，故后世称他为"温补派"的始创者。著有《脾胃论》《内

外伤辨惑论》《医学发明》等书。

醇：通“纯”，指纯一不杂。

木香、陈皮、葛根之类，最喜用之。

虽未醇　亦足贵　**人谓东垣用药，如韩信将兵，多多益善，然驳（bó）杂之处，不可不知。惟以脾胃为重，故亦可取。**

【白话译文】

到了金代，李东垣注重调理脾胃。他主张用温燥性的药物来升提脾胃的清气。临证处方用药较多，亦比较庞杂，虽然不够纯正，然而其重视脾胃的医学理论确有可贵之处。

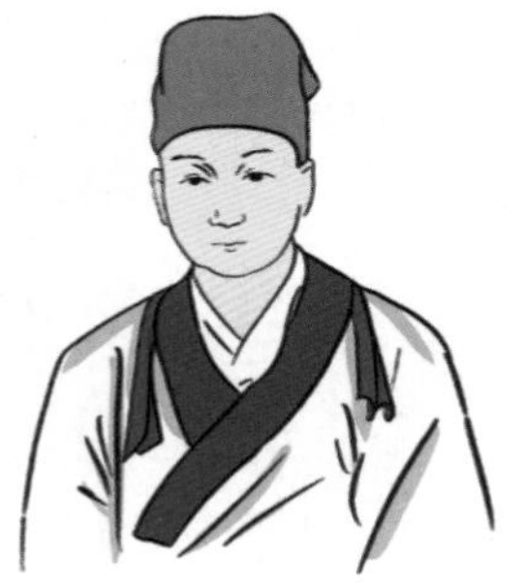

李东垣

李东垣主张用温燥的药物提升脾胃清气

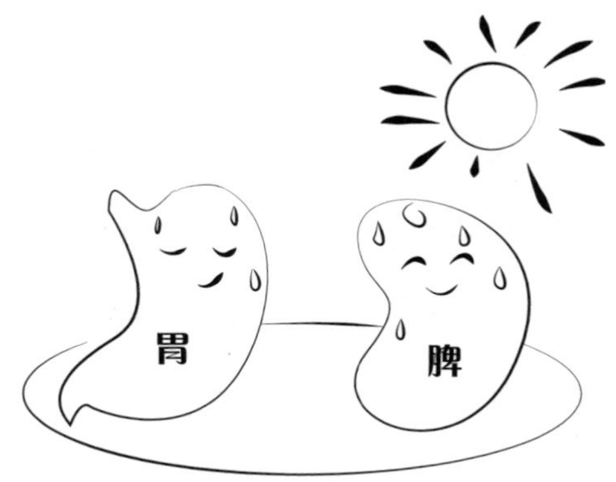

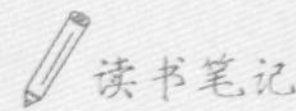
读书笔记

若河间 专主火 **金·刘完素，字守真，河间人，事迹俱详《金史·方技传》。主火之说，始自河间。**

河间：刘河间，名完素，金代河间人，是著名的"金元四大家"之一"寒凉派"的创始人。主要著作有《运气要旨》《素问玄机原病式》《素问宣明论方》等。

遵之经 断自我 **《原病式》十九条，俱本《内经·至真要大论》，多以火立论，而不能参透经旨。如火之平气曰升明，火之太过曰赫曦，火之不及曰伏明，其虚实之辨，若冰炭之反也。**

一二方 奇而妥 **如六一散、防风通圣散之类，皆奇而不离于正也。**

【白话译文】

金代的刘河间，治病着眼于治火。他的主火学说虽以《黄帝内经》的理论为基础，但是在具体实践中，尤其是对于疾病的判断方面，都有自己的见解。刘河间所拟定的几个方剂，既有其独创性，又很妥帖有效。

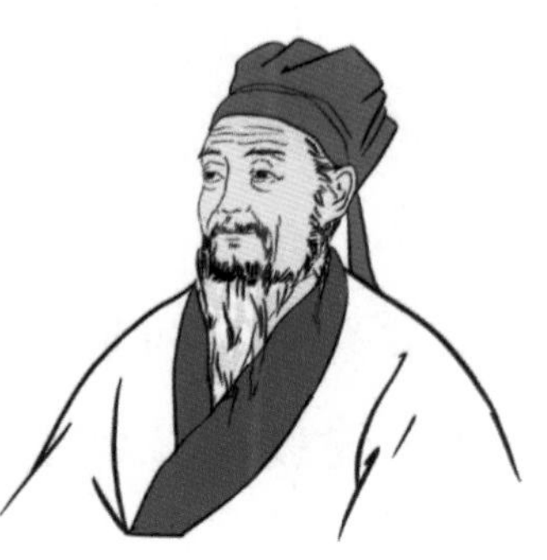

刘河间

读书笔记

刘河间主张疾病多因火热而起

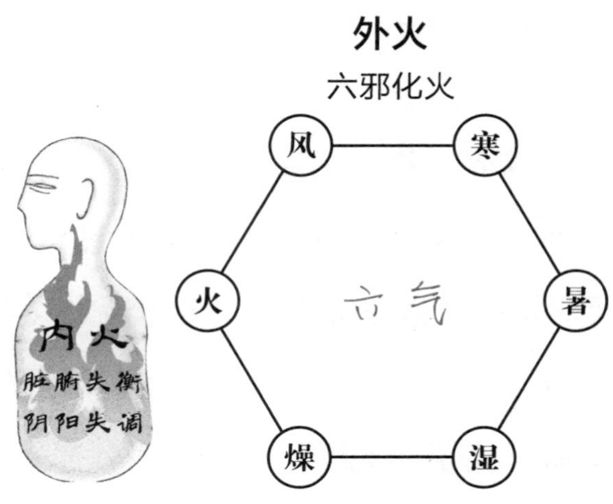

丹溪出　罕（hǎn）与俦（chóu）　元·朱震亨，字彦修，号丹溪，金华人。其立方视诸家颇高一格。

俦：同辈的人。

阴宜补　阳勿浮　《丹溪心法》以补阴为主，谓阳常有余，阴常不足。诸家俱辨其非，以人得天地之气以生，有生之气，即是阳气，精血皆其化生也。

读书笔记

杂病法　四字求　谓气、血、痰、郁是也，一切杂病只以此四字求之。气用四君子汤，血用四物汤，痰用二陈汤，郁用越鞠（jū）丸，参差互用，各尽其妙。

【白话译文】

元代朱丹溪，其医术比较新颖独特，是同时期的医生难以匹敌的。他在医学上提倡“阳常有余，阴常不足”的学说，认为很多病的治疗应从滋阴着手，人体的“阴”应当常补，“阳”则切忌使它浮动。治疗杂病强调从气、血、痰、郁四字入手。

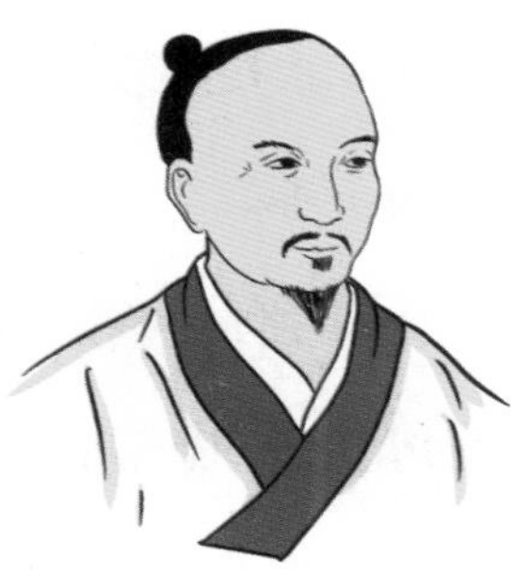

朱丹溪

阴阳之气调和是人体健康之本

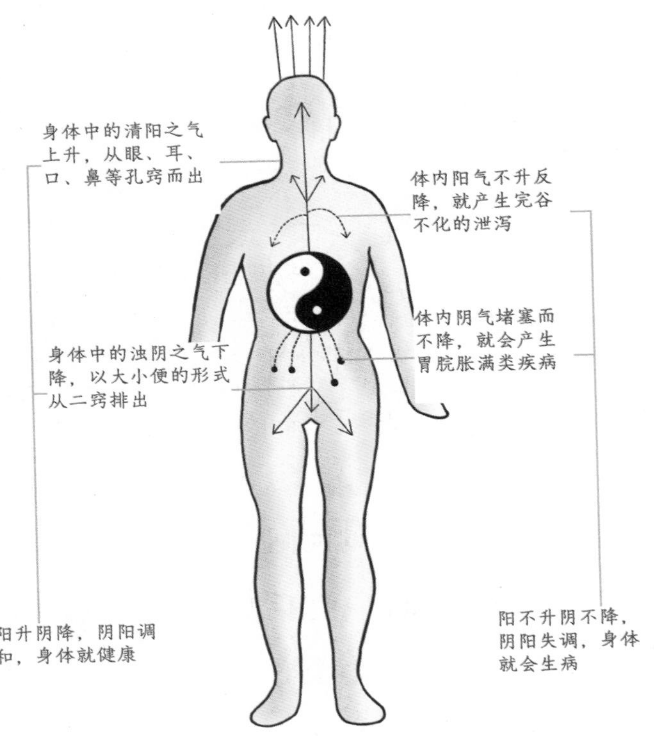

读书笔记

子和：张子和，名从正，字子和。为金元四大家之一。他治病常用发汗剂、催吐剂和泻下剂，因此，后世称他为“攻下派”创始者。著有《儒门事亲》等书。

中病：用药物治疗疾病，获得显著疗效的时候。

若子和　主攻破　**张子和（戴人）书中，所主多大黄、芒硝、牵牛、芫（yuán）花、大戟（jǐ）、甘遂（suì）之类，意在祛邪，邪去而正安，不可畏攻而养病。**

中（zhòng）病良　勿太过　**子和之法，实证自不可废，然亦宜中病而即止；若太过，则元气随邪气而俱散，挽无及矣。**

【白话译文】

又如金代的张子和，治病主张用攻下以祛邪。攻下的药性都是比较猛烈的，但他用得很精当。但应注意，当治疗获得显著疗效的时候，就应停止用药，不可过量。

张子和的攻下三法

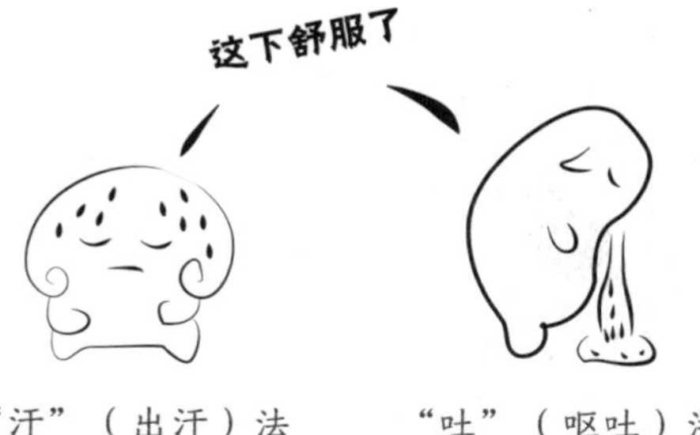

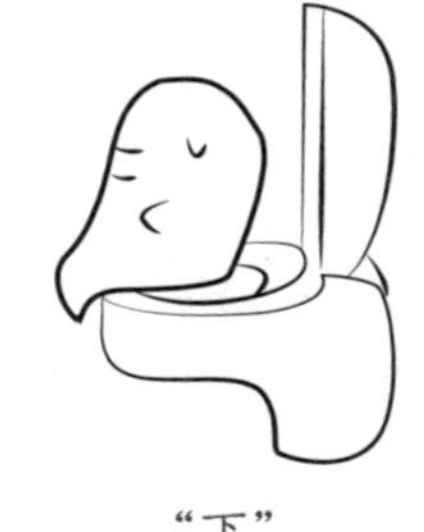

“汗”（出汗）法　“吐”（呕吐）法　“下”（排便、排尿）法

四大家　声名噪　**刘河间、张子和、李东垣、朱丹溪为金元四大家，《张氏医通》之考核不误。**

必读书　错名号　**李士材《医宗必读》四大家论，以张为张仲景，误也。仲景为医中之圣，三**

必读：指《医宗必读》，为明末李中梓所著。

子岂可与之并论。

【白话译文】

刘完素（河间）、张从正（子和）、李杲（东垣）、朱震亨（丹溪）皆生活于金元时期，各有自己的医学成就，名气很大，后人称他们为金元四大家。但李士材（李中梓）在其所著的《医宗必读》一书中，却错误地将张仲景、刘河间、李东垣、朱丹溪并称为四大家。

金元四大家学术思想简表

简介		学派	学术观点	用药特点	代表作
姓名	籍贯				
刘河间	河北河间	寒凉派	火热论：六气皆从火化；五志过极，皆为热甚	寒凉泻火	《素问玄机原病式》
张子和	河南考城	攻邪派	主邪论：病由邪生，邪去则正安	祛邪已病；汗、吐、下三法	《儒门事亲》
李东垣	河北正定	补土派	主虚论：内伤脾胃，百病由生	补益脾胃	《脾胃论》
朱丹溪	浙江义乌	滋阴派	相火论：阳常有余，阴常不足	滋阴降火	《格致余论》

明以后 须酌（zhuó）量 **言医书充栋汗牛，可以博览之，以广见识，非谓诸家所著皆善本也。**

详而备 王肯堂 **金坛王宇泰，讳肯堂。著《证治准绳》，虽无所采择，亦医林之备考也。**

讳：古代称死去的皇帝或尊长的名字。

【白话译文】

明代以后医书众多，可谓汗牛充栋。但各有所长，各有所短，研习医学的人，必须酌量取舍，才能做到取长补短。其中比较详细而完备的，要数王肯堂所著的《证治准绳》。

骑墙：此处指没有什么独到的见解。

六八味丸：六味地黄丸、八味地黄丸。

薛氏按　说骑墙　**明·薛己，号立斋，吴县人。著《薛氏医按》十六种，大抵以四君子、六君子、逍遥散、归脾汤、六八味丸主治，语多骑墙。**

士材说　守其常　**李中梓，号士材，国朝人也。著《医宗必读》《士材三书》。虽曰浅率，却是守常，初学者所不废也。**

景岳出　著新方　**明·张介宾，字会卿，号景岳，山阴人。著《类经》《质疑录》，全书所用之方，不外新方八阵，其实不足以名方。古圣人明造化之机，探阴阳之本，制出一方，非可以思议及者。若仅以熟地补阴、人参补阳、姜附祛寒、芩连除热，随拈几味，皆可名方，何必定为某方乎？**

石顽续　温补乡　**张璐，字路玉，号石顽，国朝人。著《医通》，立论多本景岳，以温补为主。**

献可论　合二张　**明·宁波赵献可，号养葵。**

读书笔记

著《医贯》。大旨重于命门，与张石顽、张景岳之法相同。

诊脉法　濒（bīn）湖昂　**明·李时珍，字东璧，号濒湖。著《本草纲目》五十二卷，杂收诸说，反乱《神农本经》之旨。卷末刻《脉学》颇佳，今医多宗之。**

【白话译文】

薛己所著的《薛氏医按》，其中有些医学议论缺乏个人见解。李中梓所著的《医宗必读》等，比较通俗易懂，且能遵守常法。张景岳著有《新方八阵》，创制了许多新的处方，切合临床实际。张璐著有《张氏医通》，医论多宗张介宾之说，治病大多采用温补的方法。赵献可的学说主张基本上与张景岳、张石顽二人的理论一致。至于诊脉的方法，当首推李时珍所著的《濒湖脉学》。

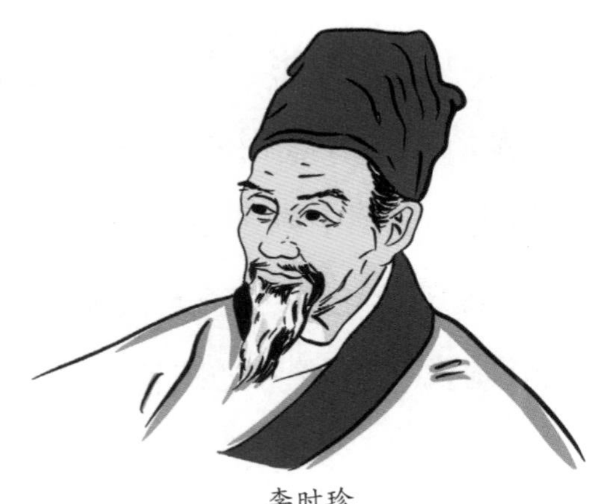

李时珍

读书笔记

数子者 各一长 **知其所长，择而从之。**

揆（kuí）诸古 亦荒唐 **理不本于《内经》，法未熟乎仲景，纵有偶中，亦非不易矩（jǔ）矱（yuē）。**

揆：衡量、比较。

矱：尺度，规矩准绳的意思。

长沙室 尚彷徨 **数子虽曰私淑长沙，升堂有人，而入室者少矣！**

【白话译文】

上述诸位医家，学术上各有所长，我们宜择其优而从之。诸家所著之作，与古典医籍相比，不免有荒诞不经之感。诸医家虽皆说自己学本于张仲景，但对其著作的研究还很不够，好像只能在门外徘徊，不能登堂入室。

惟韵伯 能宪章 **慈溪柯琴，字韵伯，国朝人。著《伤寒论注》《论翼》，大有功于仲景，而《内经》之旨，赖之以彰。**

宪章：法度。此处指《伤寒论》的学术思想。

徐尤著 本喻昌 **徐彬，号忠可；尤怡，号在泾。二公《金匮》之注，俱本喻嘉言。考嘉言名昌，江西南昌人。崇祯中以选举入都，卒无所就，遂专务于医，著《尚论篇》，主张太过，而《医门法律》颇能阐发《金匮》之秘旨。**

读书笔记

大作者 推钱塘 **张志聪，号隐庵；高世栻，号士宗。俱浙江钱塘人也。国朝康熙间，二公同**

时学医，与时不合，遂闭门著书，以为传道之计。所注《内经》《本草经》《伤寒论》《金匮》等书，各出手眼，以发前人所未发，为汉后第一书。今医畏其难，而不敢谈及。

取法上 得慈航 **取法乎上，仅得其中。切不可以《医方集解》《本草备要》《医宗必读》《万病回春》《本草纲目》《东医宝鉴》《冯氏锦囊》《景岳全书》《薛氏医按》等书为捷径也。今之医辈于此书并未寓目，止取数十种庸陋之方，冀图幸中，更不足论也。**

慈航：在茫茫大海中，忽然得到渡船，安稳渡到彼岸的意思。此处指研究中医学的正确道路。

【白话译文】

到了清代，唯有柯琴（韵伯）能严格遵守《伤寒论》的法度。至于徐忠可、尤在泾二人对《金匮要略》的注解，基本上是依据喻昌的学说。清代比较有名的医家要数钱塘的张志聪（字隐庵）与高世栻（字士宗）。研究祖国医学必须认真学习《黄帝内经》《伤寒论》等经典医籍。

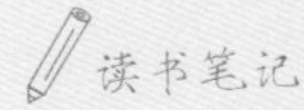

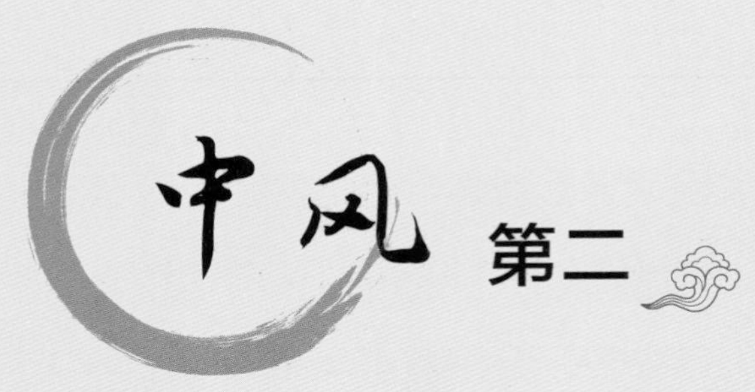

中风第二

名家带你读

本篇提出中风的病因为风，指出中风急症的辨证纲领是辨别闭证与脱证；说明了中风与火、气、痰三者之间的关系；论述了中风主症与分期证治。

中风：病名，亦称脑卒中。指猝然昏仆，不省人事，或突然口眼㖞斜，半身不遂，语音不利，偏身麻木的病症。也可指外感风邪的病症，是太阳表证的一个类型。《伤寒论·辨太阳病脉证并治》记载："太阳病，发热，汗出，恶风，脉缓者，名曰中风。"

㖞斜：口眼向一侧歪斜。

人百病　首中（zhòng）风　**《内经》云：风为百病之长（zhǎng）也。昔医云：中脏多滞九窍，有唇缓、失音、耳聋、目瞀（mào）、鼻塞、便难之症；中腑多着四肢；中经则口眼㖞（wāi）斜；中血脉则半身不遂。**

骤然得　八方通　**中风病骤然昏倒，不省人事，或痰涌、掣（chè）搐（chù）、偏枯等症。八方者，谓东、西、南、北、东北、西北、东南、西南也。**

【白话译文】

在人类所患的各种疾病中，应首先引起注意的是中风。这种病大多是突然发作的，而引起这种病的风邪是由四面八方来的。

八风伤人

八风伤人所说的八种风，都是从当令节气相对的方向吹来的，所以都属虚风，因为是违背时令的不正之气，所以它是能够伤害人体的。

从南方吹来的风叫"大弱风"。可伤害人体的心脏和血脉
从东南方吹来的风叫"弱风"。可伤害人体的胃腑和肌肉
从西南方吹来的风叫"谋风"。可伤害人体的脾脏和肌肉
从西方吹来的风叫"刚风"。可伤害人体的肺脏和皮肤
从东方吹来的风叫"婴儿风"。可伤害人体的肝脏和筋
从西北方吹来的风叫"折风"。可伤害人体的小肠腑和手太阳经脉
从东北方向吹来的风叫"凶风"。可伤害人体的大肠和两胁、腋下等
从北方吹来的风叫"大刚风"。可伤害人体的肾脏和骨骼、肩背等

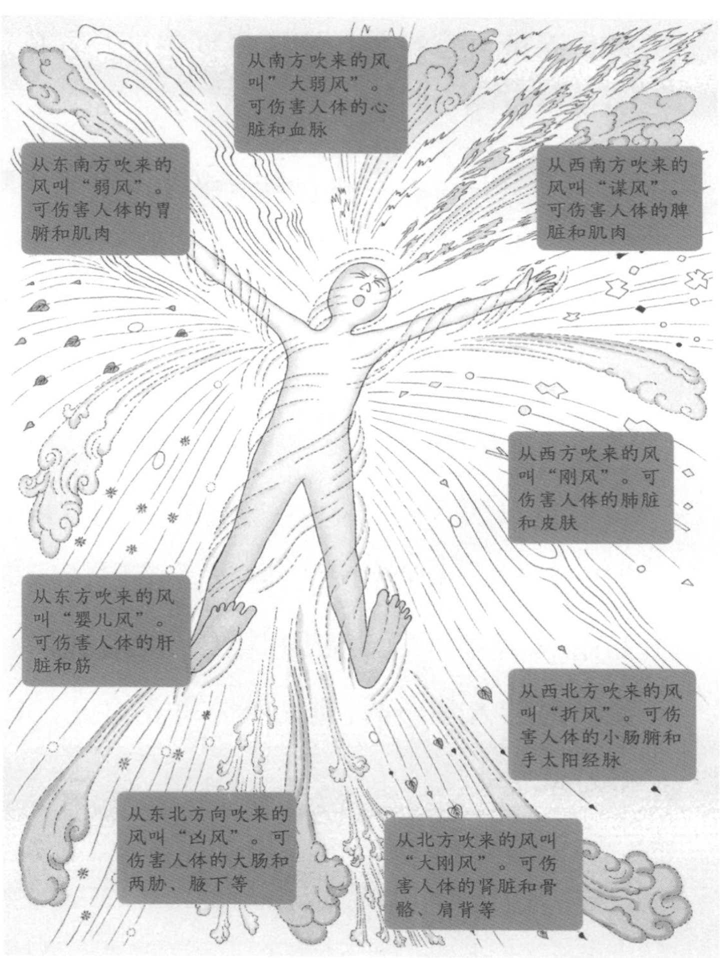

闭：病名，是指闭证，表现为神志不清，牙关紧闭，两手握固，喉中痰鸣，声如拽锯，二便闭塞，脉象滑数或横弦。

脱：病名，是指脱证，表现为昏沉不醒，面色苍白，目合，口张，手撒，遗尿，鼻鼾息微，四肢逆冷，脉细弱或沉伏。如见冷汗如油，面赤如妆，脉微欲绝或浮大无根，是真阳外越之象，是为危候。

读书笔记

闭与脱　大不同　**风善行而数（shuò）变，其所以变者，亦因人之脏腑寒热为转移。其人脏腑素有郁热，则风乘火势，火借风威，而风为热风矣；其人脏腑本属虚寒，则风水相遭，寒冰彻骨，而风为寒风矣。热风多见闭证，宜疏通为先；寒风多见脱证，宜温补为急。**

开邪闭　续命雄　**小续命汤，风症之雄师也，依六经见症加减治之，专主祛邪。闭者宜开，或开其表，如续命汤是也；或开其里，如三化汤是也；或开其壅（yōng）滞之痰，如稀涎（xián）散、涤（dí）痰汤是也。**

固气脱　参（shēn）附功　**脱者宜固，参附汤固守肾气，术附汤固守脾气，芪附汤固守卫气，归附汤固守营气。先固其气，次治其风。若三生饮一两加人参一两，则为标本并治之法。正虚邪盛，必遵此法。**

【白话译文】

中风严重时，有闭证与脱证的区分，二者在病机发展、症状表现等方面是大不相同的，治疗当然也不同。闭证要用疏通的方法，以小续命汤力量最为雄厚。脱证要用益气固脱的方法，以免元气虚脱，用参附汤功效最佳。

闭证宜开，脱证宜固

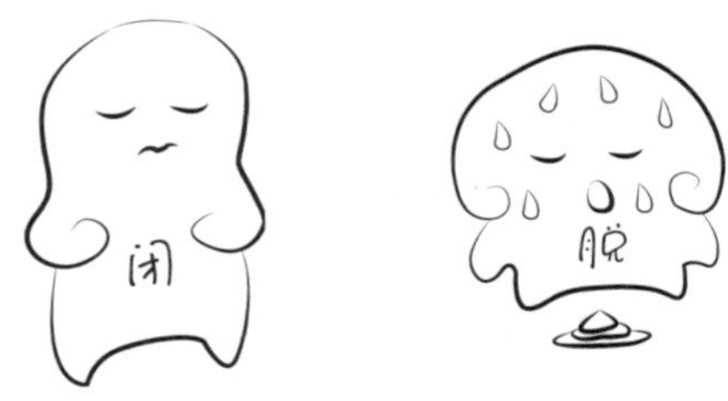

顾其名 思其义 **名之曰风，明言八方之风也。名之曰中，明言风自外入也。后人议论穿凿，俱不可从。**

若舍风 非其治 **既名中风，则不可舍风而别治也。**

舍：放弃。

【白话译文】

中风这个病，顾名思义，是中了风邪而引起。因此，如果放弃以治风邪为主的治法，那就不是正确的治疗方法了。

火气痰 三子备 **刘河间举五志过极，动火而卒中，皆因热甚，故主乎火。大法：用防风通圣散之类；亦有引火归原，如地黄饮子之类。李东垣以元气不足而邪凑之，令人卒倒如风状，故主乎气虚。大法：补中益气汤加减。朱丹溪以东南气温多湿，有病风者，非风也，由湿生痰，痰生热，**

三子：指刘完素（河间）、李杲（东垣）、朱震亨（丹溪）三人。

热生风，故主乎湿。大法：以二陈汤加苍术、白术、竹沥、姜汁之类。

不为中（zhòng） 名为类 **中者，自外而入于内也。此三者，既非外来之风，则不可仍名为中，时贤名为类中风。**

类中风：风从内而生的中风病。多由于肾阴不足，肝阳偏亢，肝风内动，或湿痰壅盛，化热生风，或气虚血虚所致。

合而言 小家伎 **虞天民云：古人论中风，言其症也；三子论中风，言其因也。盖因气、因湿、因火，挟风而作，何尝有真中、类中之分。**

伎：伎同"技"，指技术、才能。

【白话译文】

关于中风的病因，在金元医家中，刘河间认为是由于火盛，"动火而卒中，皆因热甚"，故治实火用防风通圣散，治虚火用地黄饮子之类。李东垣认为是由于气虚，"以元气不足而邪凑之，令人卒倒如风状"，故用补中益气汤加减。朱丹溪认为是痰多而引起，"由湿生痰，痰生热，热生风"，故用二陈汤加苍术、白术、竹沥、姜汁之类。后世医家为了与前面所谈的中了风邪所引起的"中风"相区别，将火、气、痰所引起的中风称为"类中风"。总之，刘、李、朱三人的说法，虽各有其独特的见解，但究属一家之言，难免有片面性。明代医家虞天民（虞抟）说，古人所说的中风，是指疾病的症状表现；刘河间、李东垣、朱丹溪三人所说的中风，是指中风产生的原因。但风为百病之长，多与气虚、痰郁、火盛合而导致中风的发生，没有什么真中风和类中风的区分。

读书笔记

火、气、痰所引起的中风为“类中风”

火　　　气　　　痰

火盛　　　气虚　　　痰郁

瘖喎斜　昏仆地　喎斜者，不能言也。斜者，口眼不正也。昏仆地者，不省人事，猝倒于地也。口开、目合，或上视、撒手、遗尿、鼾睡、汗出如油者，不治。

瘖：舌体僵硬，口不能出声。

急救先　柔润次　柔润息风，为治中风之秘法，喻嘉言加味六君子汤，资寿解语汤甚妙。

填窍方　宗金匮　《内经》云：邪害空窍。《金匮》中有侯氏黑散、风引汤，祛风之中，兼填空窍。空窍满则内而旧邪不能容，外而新风不复入矣。喻嘉言曰：仲景取药积腹中不下，填窍以息风。后人不知此义，每欲开窍以出其风。究竟窍空而风愈炽，长此安穷哉？三化汤、愈风汤、大秦艽（jiāo）汤皆出《机要方》中，云是通真子所

填空窍：空窍，指毛孔。填空窍，指用药物使毛孔密固。

读书笔记

撰，不知其姓名。然则无名下士，煽乱后人见闻，非所谓一盲引众盲耶？

【白话译文】

当中风发作之时，可见口不能说话、口眼㖞斜、卒然倒地等症状，当以急救为主。当有所缓解，再用柔润的方法，可用喻嘉言的加味六君子汤或资寿解语汤。此外，还有一种填空窍的方法，选取《金匮要略》所述的理论原则及所列方剂，如侯氏黑散、风引汤等，用来祛除外风，兼有填补空窍之功效。

中风分期

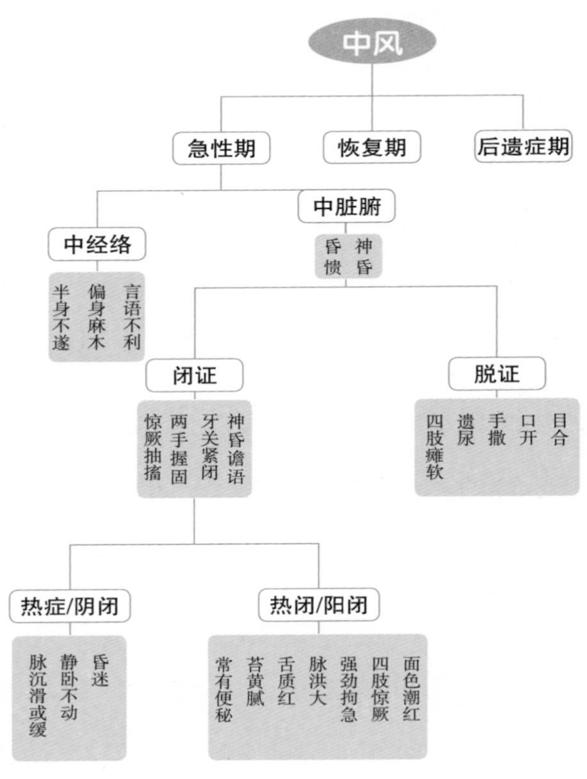

读书笔记

1. 小续命汤

《备急千金要方》方，有祛风散寒、扶正除湿之功效。主治六经中风，症见不省人事、筋脉拘急、半身不遂、口眼㖞斜、语言謇涩（语言困难，说话不利），或神气混乱、风湿痹痛。

麻黄、防己、人参、桂心、黄芩、芍药、甘草、川芎、杏仁各 9 克，防风 12 克，附子 1 枚，生姜 6 克。上十二味，㕮咀，以水 2400 毫升，先煮麻黄三沸去沫，内诸药，煮服 600 毫升，分三服甚良。

《古今录验》续命汤：《金匮要略》方。治中风风痱，身体不能自收持，口不言，昏冒不知痛处，或拘急不能转侧。

麻黄、桂枝、当归、人参、石膏、干姜、甘草各 9 克，川芎 4.5 克，杏仁 10 克。

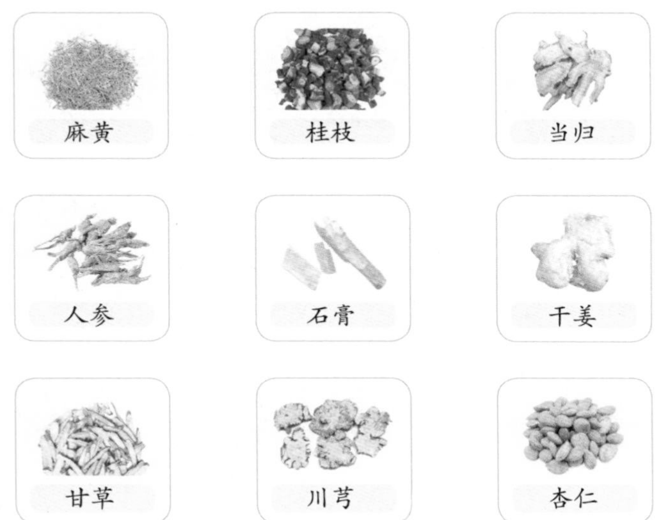

读书笔记

2. 三化汤

《活法机要》方，有通便散风之功效。治热风中脏腑，大便不通。

大黄、羌活、枳实、厚朴各 9 克。水 2 杯，煎八分服。

3. 稀涎散

出自唐慎微的《经史证类备急本草》引孙尚药方，有开关涌吐之功效。治中风口噤，并治单蛾、双蛾。

巴豆 6 枚（每枚分作 2 片），牙皂 15 克，明矾 30 克。先将矾化开，再入二味搅匀，待矾枯为末，每用 0.9 克吹入喉中。痰盛者，灯心汤下 1.5 克，在喉即吐，在膈即下。

4. 涤痰汤

《济生方》方，有涤痰开窍之效。主治中风痰迷心窍，舌强不能言。

制半夏、制南星各 8 克，橘红、枳实、茯苓各 6 克，人参、石菖蒲各 3 克，竹茹、甘草各 2 克。水煎服。

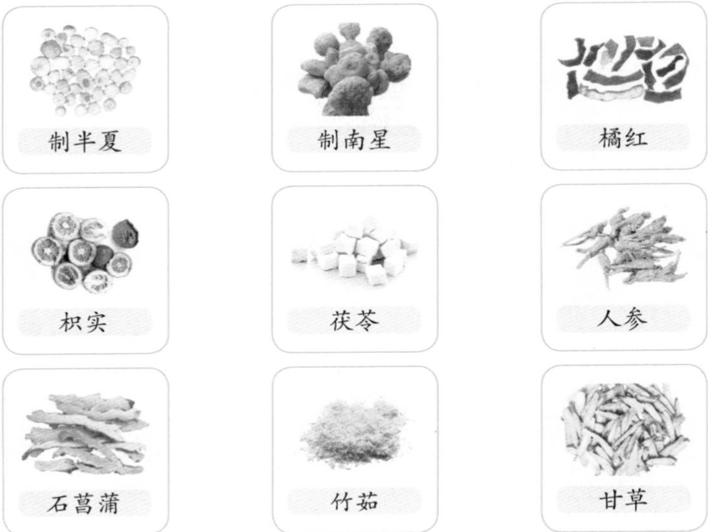

读书笔记

5. 参附汤

《妇人大全良方》方，有回阳、益气、固脱之效。治元气大亏，阳气暴脱，症见手足厥冷、大汗淋漓、呼吸微弱、脉微欲绝等。

人参 30 克，附子（炮）15 克。作煎剂，徐徐温服。

6. 术附汤

《金匮要略》引《近效方》方，又名近效术附汤，有暖肌、补中、益精气之功效。治风虚头重眩，苦极，不知食味及伤寒八九日，风湿相搏，身体疼烦，不能自转侧，不呕不渴，大便硬，小便自利，脉浮虚而涩。

白术 60 克，炮附子一枚半，炙甘草 30 克。为粗末，每服 15 克，加生姜 5 片，大枣 1 枚，水煎服。

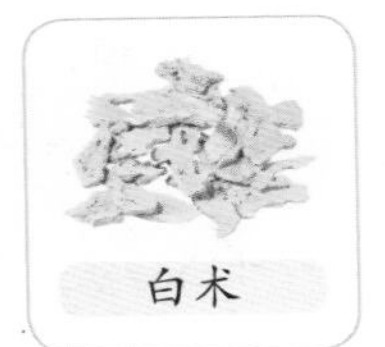
白术

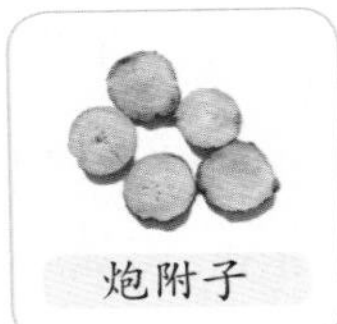
炮附子

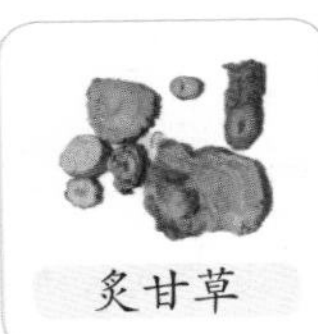
炙甘草

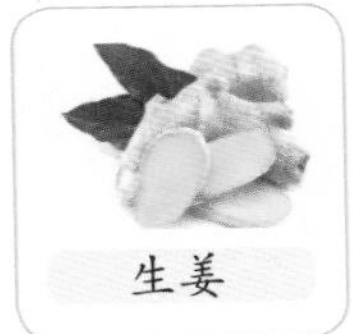
生姜

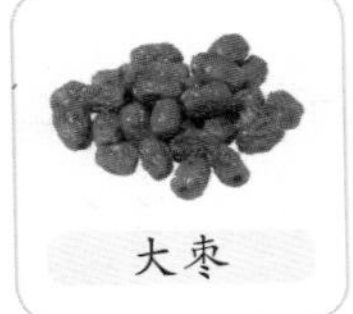
大枣

读书笔记

7. 芪附汤

《重订严氏济生方》方，有补气助阳、固表之功。治阳气大虚，汗出不止，肢体倦怠。

黄芪、附子各等分。每服 12 克，加生姜 10 片，水煎服。

8. 归附汤

原方不详。

9. 三生饮

《太平惠民和剂局方》方，有散风除痰、助阳祛寒之功效。主治卒中痰厥，症见突然昏愦、不省人事、痰涎壅盛、四肢厥逆、语言謇涩。

生川乌、生南星各 6 克，生附子 9 克，木香 15 克。生姜 5 片，水 2 杯，煎七分。

10. 防风通圣散

《宣明论方》方，有疏风解表、清热泻下之效。主治外感风邪、内有蕴热、表里皆实，症见恶寒发热、头痛眩晕、口干苦、咽喉不利、大便秘结、小便短赤，以及痈肿疮毒等。

防风、川芎、当归、芍药、大黄、薄荷、麻黄、连翘、芒硝各 6 克，石膏、黄芩、桔梗各 30 克，滑石 90 克，甘草 60 克，荆芥、白术、栀子各 8 克。作散剂，每服 6 克，日服 3 次。

11. 地黄饮子

《宣明论方》方，有补肾益精、宁心开窍之效。主治类中风，症见舌强不能言、足废不能行。

熟地黄、远志、山茱萸、巴戟天、石斛、石菖蒲、五味子、肉苁蓉、肉桂、麦冬、附子、茯苓各等分。加薄荷叶 7 片，水 2 杯，煎八分服。

12. 补中益气汤

《脾胃论》方，有补益中气、升阳举陷之功效。主治脾胃气虚，症见脘腹胀满、不思饮食、四肢无力、大便溏泄或久泻久痢、脱肛、子宫下垂等。

读书笔记

黄芪20克，人参、白术、当归各10克，炙甘草、陈皮各9克，升麻、柴胡各6克。加生姜3片、大枣2枚、水2杯，煎八分服。

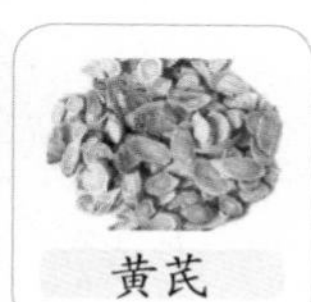
黄芪

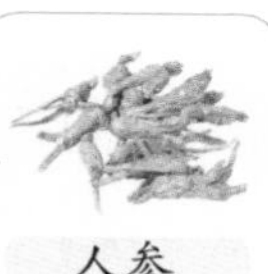
人参

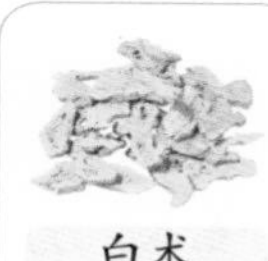
白术

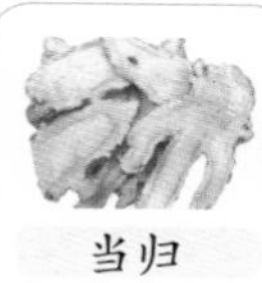
当归

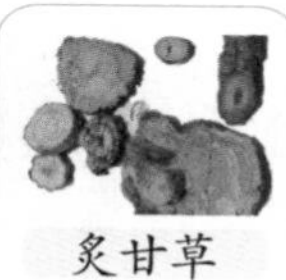
炙甘草

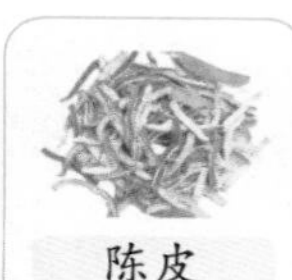
陈皮

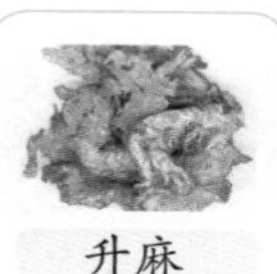
升麻

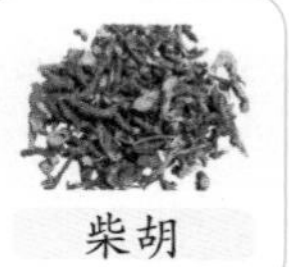
柴胡

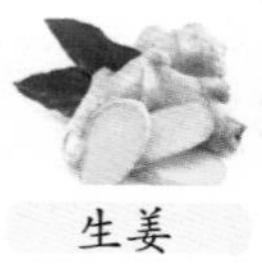
生姜

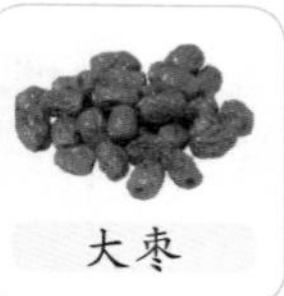
大枣

13. 二陈汤

《太平惠民和剂局方》方，燥湿化痰、理气和中。主治湿痰咳嗽、痰多色白，或胸膈胀满、恶心欲呕，或头眩心悸等。

陈皮6克，半夏、茯苓各9克，炙甘草2克。加生姜3片，水3杯，煎七分服。

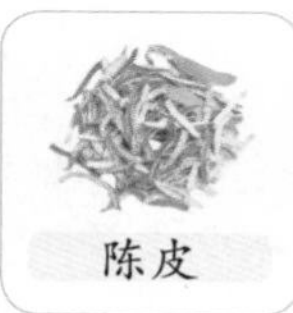
陈皮

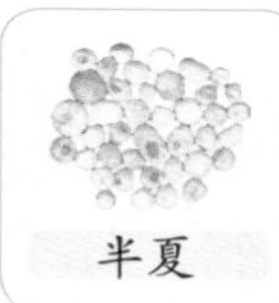
半夏

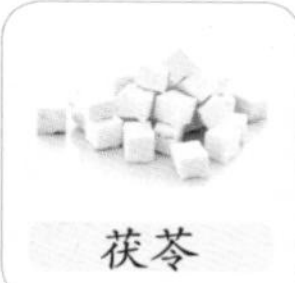
茯苓

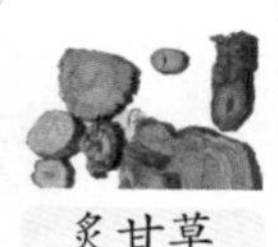
炙甘草

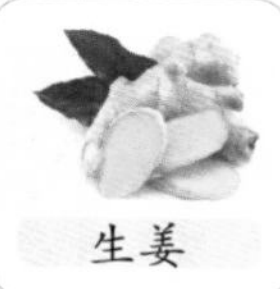
生姜

14. 加味六君子汤

治中风王道之剂。

人参、白术（炒）、茯苓、半夏各10克，陈皮3克，炙甘草6克。加生姜5片，大枣2枚，水2杯，煎八分服。

加麦冬9克为君，附子3克为使，再调入竹沥15克、生姜汁6克，以行经络之痰，久服自愈。

读书笔记

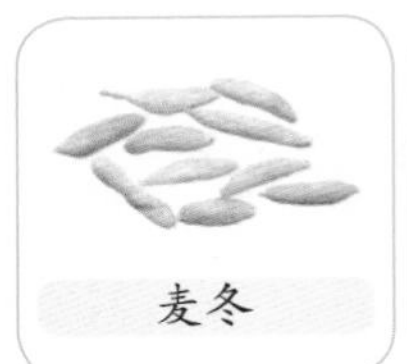
麦冬

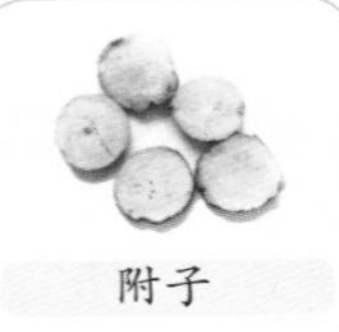
附子

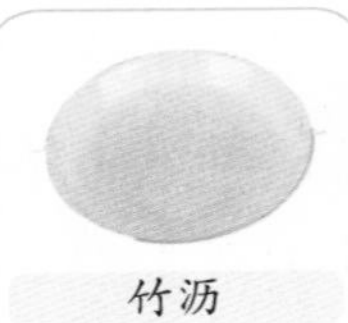
竹沥

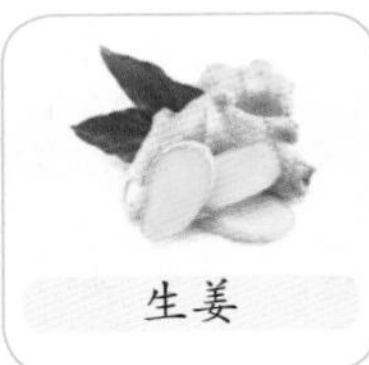
生姜

15. 资寿解语汤

出自《古今医统大全》卷八。为《易简方》引《资寿方》（见《医方类聚》卷二十），为“解语汤”之异名。有温经通络、息风开窍之效。主治中风脾缓、舌强不语、半身不遂、口眼㖞斜。

防风、附子、天麻、酸枣仁各10克，羚羊角、肉桂各3克，羌活、甘草各2克。水2杯，煎八分，入竹沥15克、姜汁6克服。

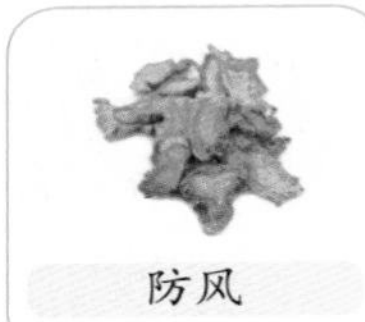
防风

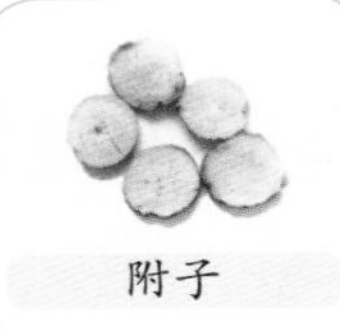
附子

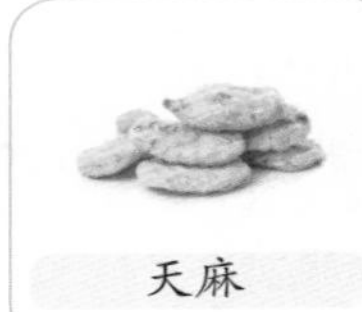
天麻

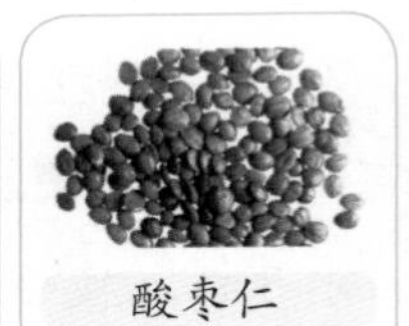
酸枣仁

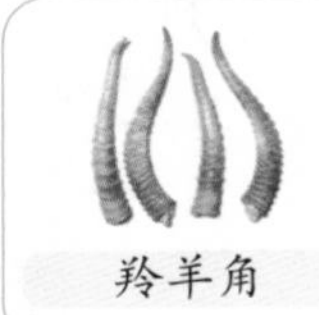
羚羊角

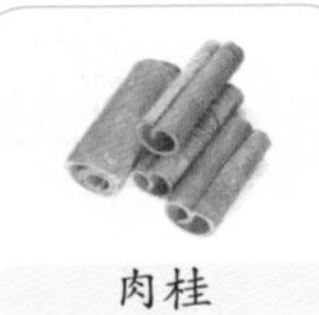
肉桂

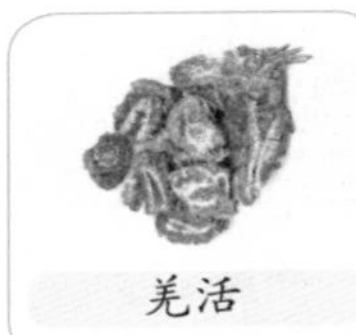
羌活

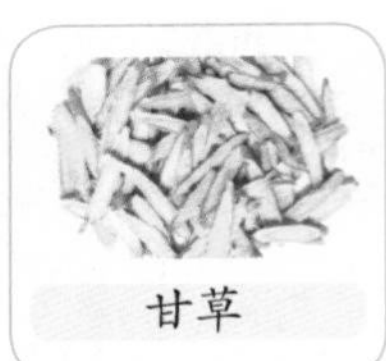
甘草

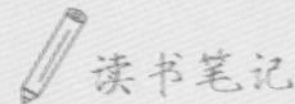

16. 侯氏黑散

《金匮要略》方，有清肝祛风、化痰通络之功。主治大风四肢烦重，心中恶寒不足。

菊花12克，白术、防风各30克，桔梗24克，细辛、茯苓、牡蛎、人参、矾石、当归、川芎、干姜、桂枝各10克，黄芩15克。上药杵为散，每服6克，每日服2次，温酒调服。

忌一切鱼肉、大蒜，宜常冷食。

17. 风引汤

《金匮要略》方，有清热息风、镇惊安神之效。主治癫痫、风瘫，症见突然仆卧倒地、筋脉拘急、两目上视、喉中痰鸣、神志不清、舌红苔黄腻、脉滑者。

大黄、干姜、龙骨各30克，桂枝45克，甘草、牡蛎各6克，寒水石、赤石脂、石膏、滑石、紫石英、白石脂各90克。共研末，粗筛用韦布盛之，取6克，用井花水1杯，煎七分，温服。干姜宜减半用。

18. 愈风汤

《素问病机气宜保命集》方，有行导诸经、安心养神、调阴阳之效。主治中风证内邪已除、外邪已尽者。

羌活、甘草、防风、蔓荆子、川芎、细辛、枳壳、人参、麻黄、甘菊、薄荷、枸杞子、当归、知母、地骨皮、黄芪、独活、杜仲、吴白芷、秦艽、柴胡、半夏、前胡、厚朴、熟地黄、防己各60克，茯苓、黄芩、芍药各90克，石膏、生地黄、苍术各120克，桂枝30克。每服30克，水300毫升，煎至150毫升，去滓温服。

19. 大秦艽汤

《素问病机气宜保命集》方，有祛风清热、养血活血之效。主治风邪初中经络，症见口眼㖞斜、舌强不能言语、手足不能运动、风邪散见、不拘一经者。

秦艽、川芎各15克，当归20克，甘草6克，羌活、防风、熟地黄、茯苓、石膏、白芍、独活、黄芩、生地黄、白术各12克，白芷10克，细辛6克。共研粗末，每次用30克，水煎服。

读书笔记

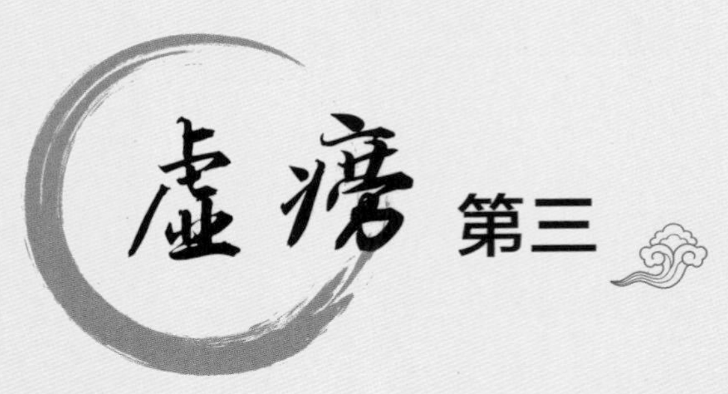

虚痨第三

名家带你读

本篇介绍了虚痨的病因和基本治疗大法；讲述了张仲景的虚痨治法，指出小建中汤、薯蓣丸、大黄䗪虫丸的应用特点。

虚痨：又称虚损，是指慢性、消耗性的虚弱病证。

七情伤：七情，指喜、怒、忧、思、悲、恐、惊七种情志活动。喜伤心，怒伤肝，悲忧伤肺，思伤脾，惊恐伤肾，是为“七伤”。

二阳：手阳明大肠经和足阳明胃经。

虚痨病　从何起　咳嗽、吐血、五心烦热、目花、耳鸣、口烂、鼻干、气急、食不知味、羸（léi）瘦、惊悸、梦遗、往来寒热、怠惰、嗜卧、疲倦、骨蒸、不寐、女子不月等症，皆成痨病。

七情伤　上损是　扁鹊谓损其阳自上而下，一损肺、二损心、三损胃，过于胃则不可治。其说本于《内经》：二阳之病发心脾，有不得隐曲，为女子不月。按：心脾上也，至不得隐曲，女子不月，则上极而下矣。

归脾汤　二阳旨　即《内经》二阳之病发心脾之旨也。此方为养神法，六味丸为补精法，高鼓峰并用之。

【白话译文】

虚痨是由什么原因引起的呢？七情内伤是很重要的原因，伤于七情，可导致心、肺、胃的上损证。根据《黄帝内经》二阳的疾病发自心脾的理论，可以用养血安神的归脾汤来治疗虚痨。

七情伤五脏

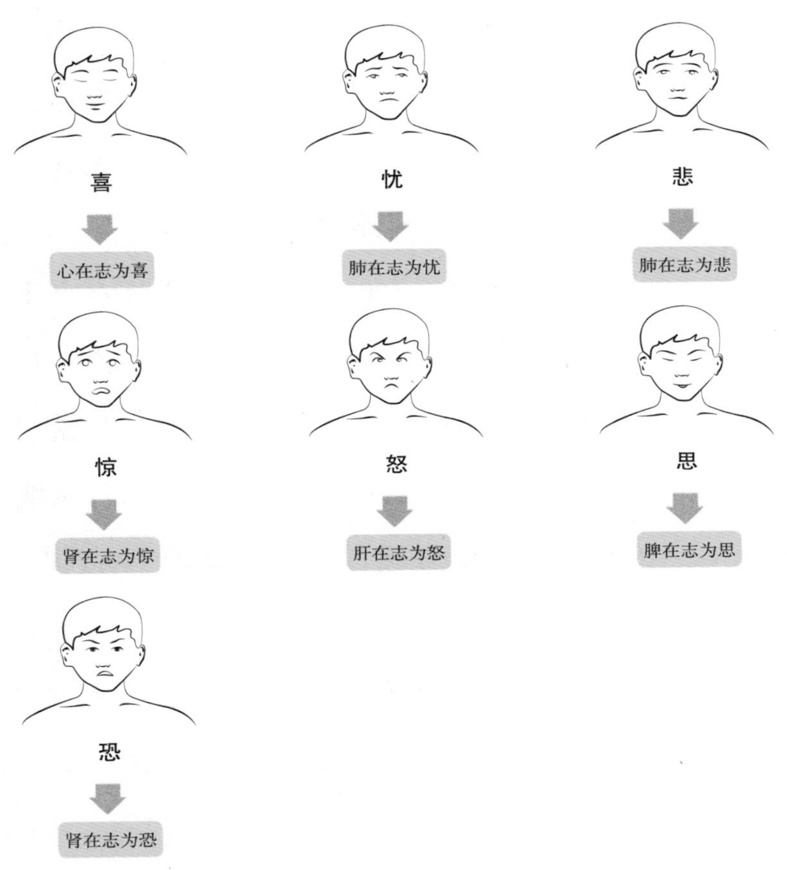

读书笔记

房帏迩：帏同帷，指帐子，迩是近的意思。房帏迩是指性生活过于频繁。

下损由 房帏（wéi）迩（ěr） 扁鹊谓损其阴自下而上，一损肾，二损肝，三损脾，过于脾则不可治。其说本于《内经》：五脏主藏精也，不可伤，伤则失守而无气，无气则死矣。按：精生于五脏而统司于肾，如色欲过度，则积伤而下损；至于失守无气，则下极而上矣。

元阳：指肾阳。

伤元阳 亏肾水 肾气，即元阳也。元阳伤，为困倦、食少、便溏、腰痛、阳痿等症。肾水，即元阴也。元阴亏，为蒸热、咳嗽、吐血、便血、遗精、喉痛、口疮、齿牙浮动等症。

肾水亏 六味拟 六味地黄丸为补肾水之主方，景岳左归饮、左归丸亦妙。推之三才汤、八仙长寿丸、都气丸、天王补心丹，皆可因症互服。

元阳伤 八味使 崔氏肾气丸，后人为八味地黄丸。立方之意，原为暖肾逐水，非补养元阳。明·薛立斋及赵养葵始用以温补命火，时医遂奉为温补肾命之主方。景岳右归饮、右归丸皆本诸此。如火未大衰者，以还少丹代之；阳虚极者宜近效白术汤。

各医书 伎止此 苦寒败胃及辛热耗阴，固无论已。即六味、归脾，何尝非流俗之套法。

读书笔记

【白话译文】

下损证候的出现，是房劳过度导致的。房劳过度既可以损伤肾阳，也可以使肾阴亏耗。如果肾阴不足，一般应用六味地黄丸，也可用张景岳的左归饮滋补肾阴。如果肾阳亏损，可以用八味肾气丸或右归饮温补肾阳。在各种医书里，治疗虚痨的大法，至今不过是上述几种处方变化应用。

肾中阴阳为各脏阴阳之根本

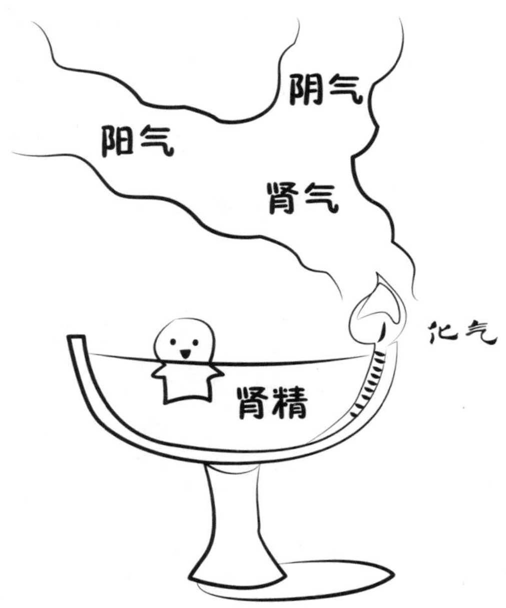

甘药调 回生理 **扁鹊云：针药莫治者，调以甘药。仲景因之。喻嘉言曰：寿命之本，积精自刚；然精生于谷，谷入少则不能生血，血少则不能化精。《内经》云：精不足者，补之以味。味**

甘药：味甜而具有补益作用的药。

者，五谷之味也，补以味而节其劳，则积贮渐富，大命不倾也。

建中汤　金匮轨　**小建中汤及加黄芪、加人参、加当归、加白术等汤，皆急建其中气，俾饮食增而津液旺，以至充血生精，而复其真阴之不足。但用稼（jià）穑（sè）作甘之本味，而酸辛苦咸在所不用，盖舍此别无良法也。按：炙甘草汤即此汤化为润剂，喻氏清燥汤即此汤化为凉剂。**

稼穑：播种和收割庄稼，泛指农业劳动。

【白话译文】

甘味的药物可以用来调治虚痨，能收到很好的疗效。《金匮要略》所载的小建中汤就是温中补虚、和里缓急的典型方剂。

五味与五脏疾病的治疗

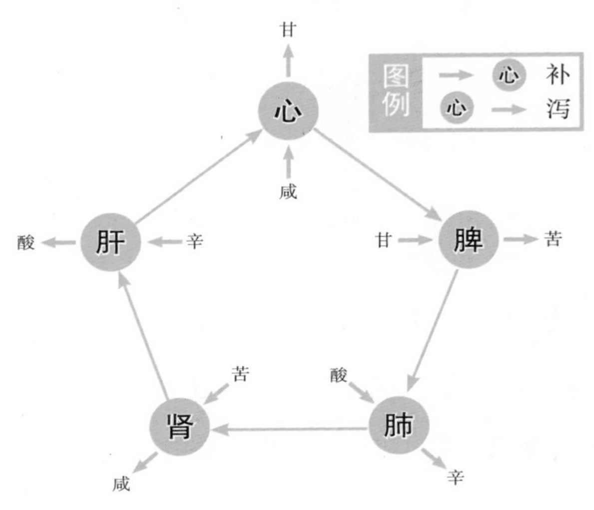

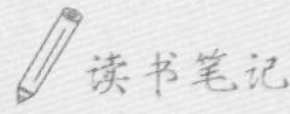

肝气喜散，应服用辛味药物促其散，用辛味药补，用酸味药泻。
心适宜软，应服咸味药使其软，用咸味药补，用甘味药泻。
脾喜弛缓，应服甘味药使其缓，用甘味药补，用苦味药泻。
肺喜收敛，要服酸味药使其收，用酸味药补，用辛味药泻。
肾喜坚实，应立刻服苦味药使其坚实，用苦味药补，用咸味药泻。

薯蓣（yù）丸 风气弭（mǐ）《金匮》薯蓣丸。自注云：治虚痨诸不足，风气百疾。

䗪虫丸 干血已 《金匮》大黄䗪虫丸。自注：治五痨诸伤，内有干血，肌肤甲错。

二神方 能起死 尤在泾云：风气不去，则足以贼正气而生长不荣，以薯蓣丸为要方。干血不去，则足以留新血而灌溉不周，以䗪虫丸为上剂。今之医辈，能梦见此二方否？

薯蓣：山药。性味甘平，具有补中益气、健脾益肾之功效。

弭：平息，停止。这里是痊愈的意思。

干血：即干血痨，虚痨证候之一。

【白话译文】

《金匮要略》的薯蓣丸可用于治疗虚痨不足、抵抗力薄弱、复受风邪侵袭所致的疾病。大黄䗪虫丸可以通过祛瘀生新、缓中补虚的方法，治愈表现为肌肤甲错的干血痨。薯蓣丸和大黄䗪虫丸都是有神奇疗效的处方，用治虚痨有起死回生之功效。

读书笔记

1. 归脾汤

《妇人大全良方》方。功能为健脾养心、益气补血。主治心脾两虚、气血不足而致的食欲缺乏、失眠、心悸、健忘、吐血、便血、大便溏薄，或七情所伤、遗精带下，及女子经闭、崩漏下血、血色黯淡、脉虚弱者。

炙黄芪10克，人参、白术（蒸）、酸枣仁（炒）、当归身、龙眼肉、茯神各6克，木香、炙甘草、远志各5克。水3杯，煎八分，温服。

2. 六味地黄丸

《小儿药证直诀》方，有滋阴补肾之功效。主治腰膝酸软、头晕目眩、耳鸣耳聋、盗汗、遗精、消渴、骨蒸潮热、手足心热、口燥咽干、牙齿动摇、足跟作痛、小便淋沥，以及小儿囟门不合、舌红少苔、脉沉细数。

熟地黄240克，山萸肉、怀山药各120克，牡丹皮、茯苓、泽泻各90克。研末，炼蜜为丸，晒干。每服9克，淡盐汤送下，每日2服。如将本方用量缩小，改为汤剂，水煎服，即六味地黄汤。

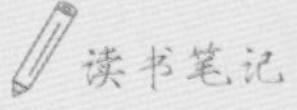

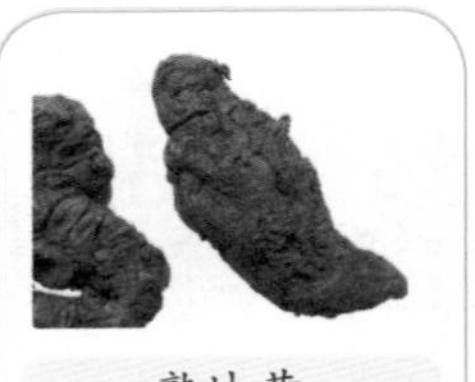
熟地黄

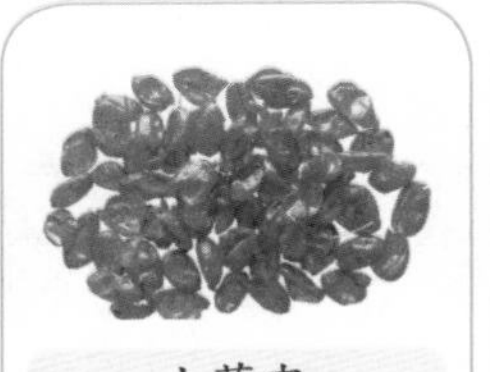
山萸肉

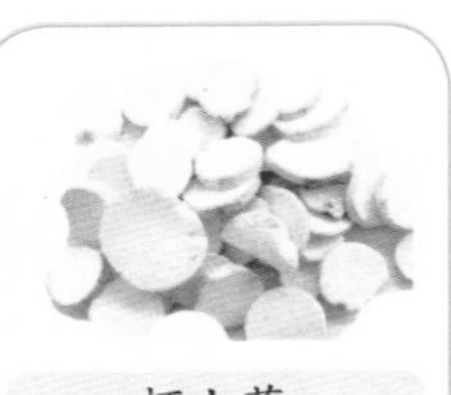
怀山药

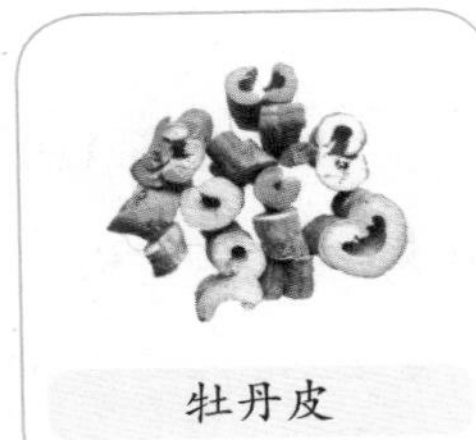

牡丹皮

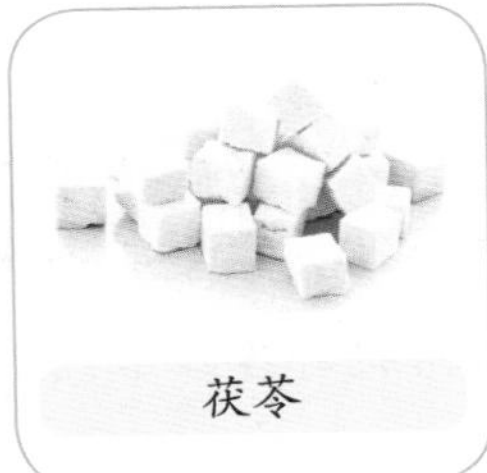

茯苓

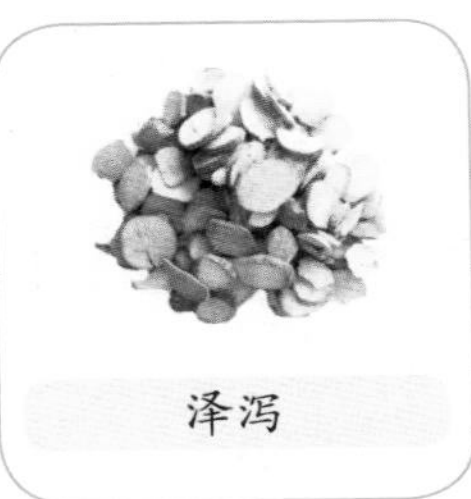

泽泻

3. 左归饮

《景岳全书》方，有滋补肾阴之功效。主治肾水不足、口燥舌干、口渴欲饮、潮热盗汗、五心烦热、腰酸腿软、精髓内亏、津液枯涸等。

熟地黄9克，山茱萸5克，枸杞子、山药各6克，茯苓4克，炙甘草3克。水煎服。

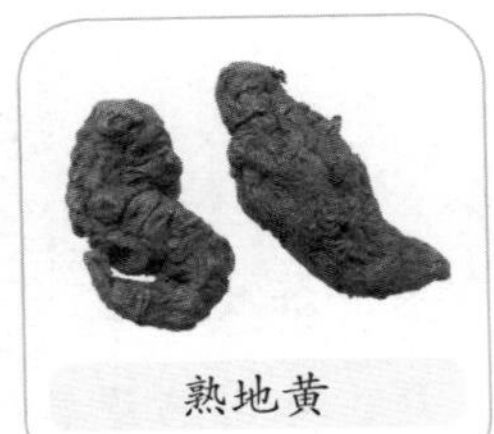

熟地黄

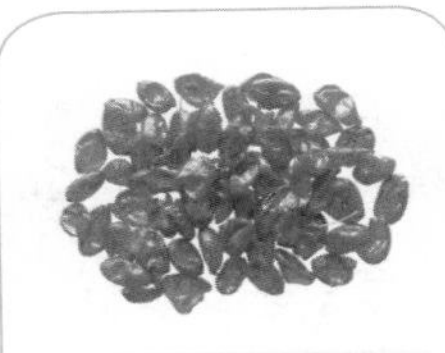

山茱萸

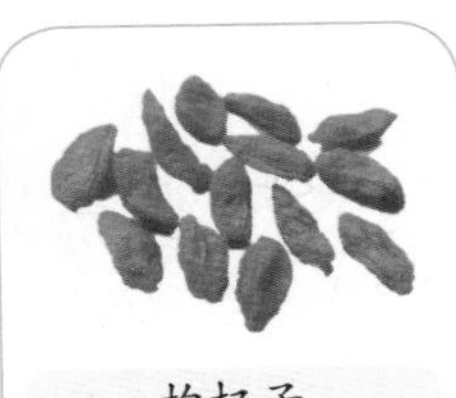

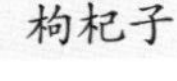

枸杞子

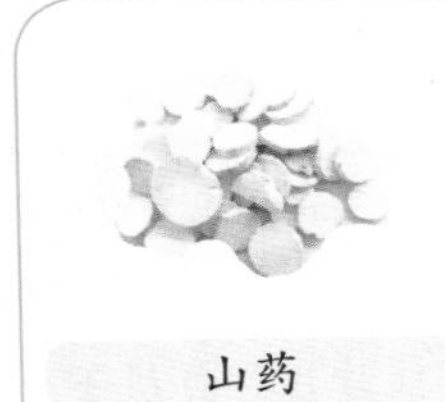

山药

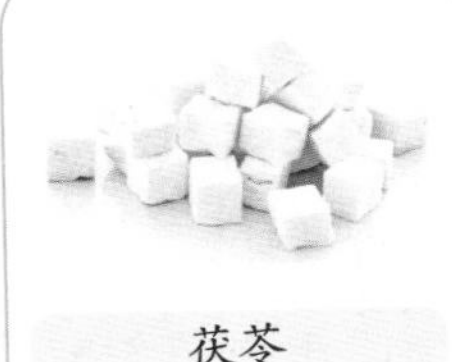

茯苓

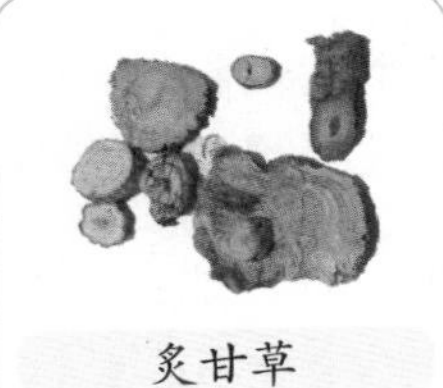

炙甘草

读书笔记

4. 左归丸

《景岳全书》方，有滋阴补肾、填精益髓之效。主治头目眩晕、腰酸腿软、遗精滑泄、自汗盗汗、口燥舌干、舌红少苔、脉细。

熟地黄240克，山药、山茱萸、菟丝子、枸杞子各120克，川牛膝90克，鹿角胶、龟甲胶各120克。制为蜜丸，每丸约重15克，早晚空腹时各服1丸，淡盐汤送下。

5. 三才汤

《温病条辨》方，有益气养阴清热之效。治暑温气阴两伤、睡卧不安、不思饮食、神志不清。

人参9克，天冬6克，干地黄15克。水煎，分2次服。

6. 八仙长寿丸

《寿世保元》方，又名麦味地黄丸，有滋补肺肾之效。治年高之人阴虚筋骨柔弱无力，面无光泽或黯淡，食少痰多，或喘或咳，或便溺数涩、阳痿、足膝无力，以及形体瘦弱无力、憔悴盗汗、发热作渴等。

生地黄240克，山茱萸、山药各120克，茯苓、牡丹皮、泽泻各90克，五味子、麦冬各60克。为细末，炼蜜为丸，梧桐子大，每服9克，空腹温酒或淡盐汤，夏、秋用热开水调下。

7. 都气丸

《症因脉治》方，又名七味都气丸，有补肾敛肺之效。治肾虚咳喘、亦治呃逆、滑精等。

熟地黄105克，山萸肉、干山药各51克，牡丹皮、白茯苓、泽泻各39克，五味子30克。为细末，炼蜜为丸，梧桐子大，每服50～70丸，空腹时淡盐汤或临卧时温酒送下。

8. 天王补心丹

《摄生秘剖》方，有滋阴养血、补心安神之效。主治阴亏血少，症见虚烦少寐、心悸神疲、梦遗、健忘、

读书笔记

大便干结、口舌生疮。

生地黄120克，人参、丹参、玄参、白茯苓、五味子、远志、桔梗各15克，当归身、天冬、麦冬、柏子仁、酸枣仁各60克。为末，炼蜜为小丸，朱砂为衣，每次服9克。亦可按原方比例酌减，水煎服。

9. 肾气丸

《金匮要略》方，又名八味地黄丸、八味肾气丸等。功能为温补肾阳。主治肾阳不足证，腰痛脚软、身半以下常有冷感、少腹拘急、小便不利，或小便反多、入夜尤甚，阳痿早泄，舌淡而胖，脉虚弱，尺部沉细，以及痰饮、水肿、消渴、脚气、转胞等。

干地黄240克，山药、山茱萸各120克，泽泻、茯苓、牡丹皮各90克，桂枝、炮附子各30克。炼蜜为丸，每服18克，日服2次，温水送服。亦可按原方比例酌减，水煎服。

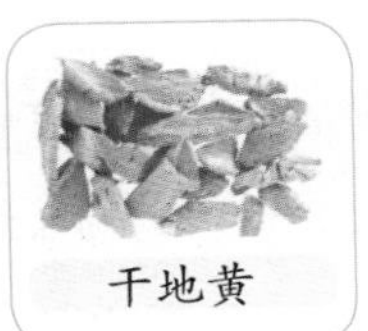
干地黄

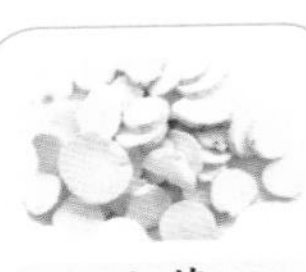
山药

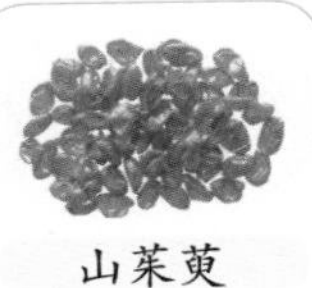
山茱萸

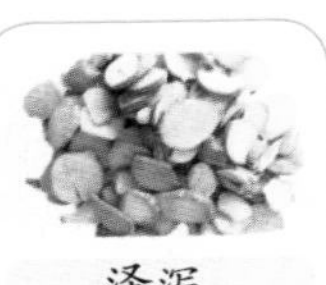
泽泻

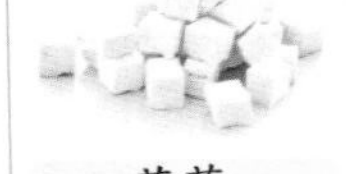
茯苓

牡丹皮

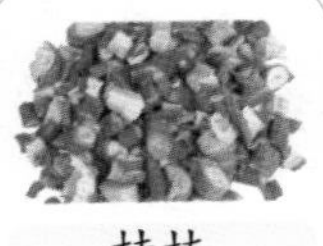
桂枝

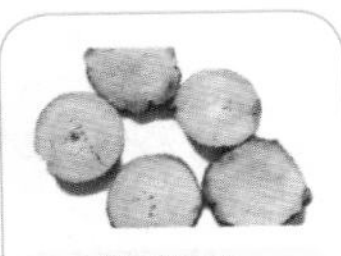
炮附子

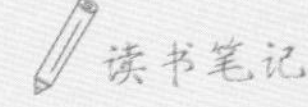

10. 右归饮

《景岳全书》方，有温肾填精之效。主治肾阳不足，症见气怯神疲、腹痛腰酸、肢冷脉细，或阴盛格阳，真寒假热之证。

熟地黄 6～30 克，山茱萸 3 克，山药、枸杞子、甘草、杜仲、肉桂各 6 克，制附子 9 克。水煎服。

11. 右归丸

《景岳全书》方，有温补肾阳、填精补血之效。治肾阳不足，命门火衰，症见久病气衰神疲、畏寒肢冷，或阳痿遗精，或阳衰无子，或大便不实，甚则完谷不化，或小便自遗，或腰膝软弱、下肢水肿等。

熟地黄 240 克，山茱萸、当归各 90 克，山药、枸杞子、鹿角胶、菟丝子、杜仲各 120 克，肉桂 60～120 克，制附子 60～180 克。先将熟地黄蒸烂杵膏，和入余药，炼蜜为丸，如梧桐子大，或按此方比例酌情增减，水煎服。

12. 还少丹

《仁斋直指方论》方，有填精补血之效。治心肾不足、精血虚损、身体虚羸、目暗耳鸣等。

炮山药、酒牛膝、茯苓、山茱萸、炒茴香各 45 克，续断、酒菟丝子、杜仲（姜汁炙）、巴戟天、酒肉苁蓉、五味子、楮实子、远志（姜汁制）、熟地黄各 30 克。为末，炼蜜为丸，梧桐子大。每服 20 丸，盐汤送下。

读书笔记

13. 近效白术汤

原方不详。

14. 小建中汤

《伤寒论》方，有温中补虚、和里缓急之功效。主治虚劳里急，症见腹中时阵痛、喜温喜按、舌淡苔白，脉细弦；或虚劳而心中动悸、虚烦不安、面色无华；或手足发热、咽干口燥。

白芍20克，桂枝10克，炙甘草6克，生姜3片，大枣6枚，水2杯，煎八分，入饴糖30克，烊化服。

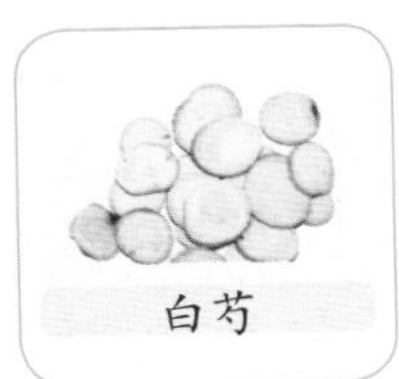
白芍

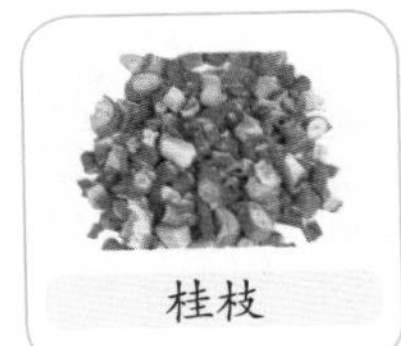
桂枝

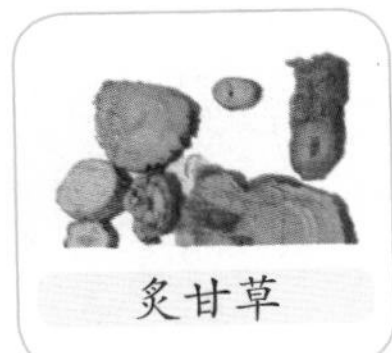
炙甘草

生姜

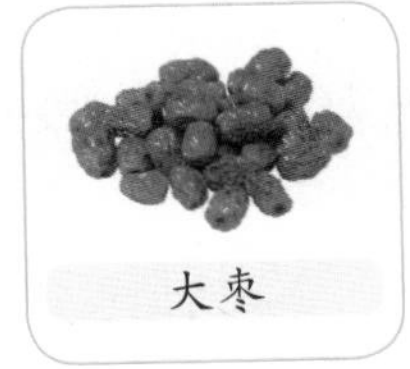
大枣

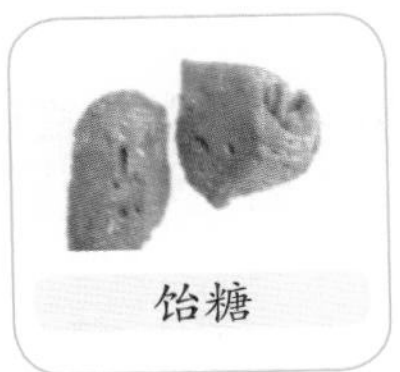
饴糖

15. 薯蓣丸

《金匮要略》方，有补气养血、疏散风邪之功效。主治虚痨、气血俱虚、阴阳失调，症见外感风邪、头晕目昏、消瘦乏力、心悸气短、不思饮食、骨节酸痛、微见寒热者。

山药30克，当归、桂枝、神曲、干地黄、大豆黄卷各10克，甘草6克，川芎、麦冬、芍药、白术、杏仁、防风各8克，柴胡、桔梗、茯苓各12克，干姜、白蔹、人参、阿胶各5克，大枣100个。研末，炼蜜和丸，每次服3克，日服2次。

读书笔记

16. 大黄䗪虫丸

《金匮要略》方。有破血消癥、祛瘀生新之效。治虚痨病，内有干血，症见瘦弱腹满、不能饮食、皮肤干燥、两眼黯黑。亦治妇女经闭、腹中有块，或胁下癥瘕刺痛。

大黄30克，䗪虫、蛴螬、桃仁、杏仁各20克，黄芩、芍药各60克，甘草、干漆、虻虫各10克，干地黄100克，水蛭50克。研细，蜜丸，每次服6克，日服2次，温酒送服。

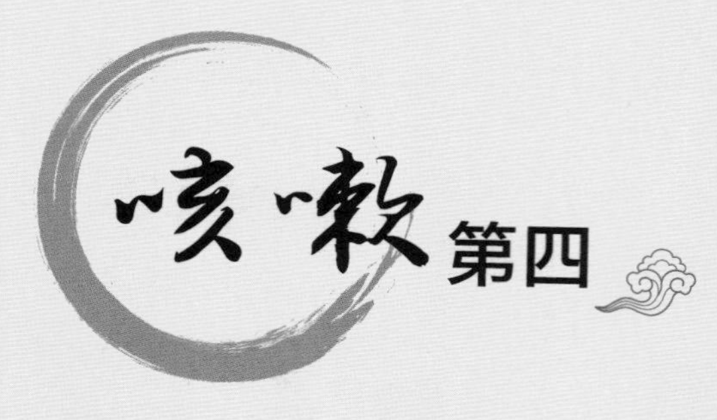

咳嗽第四

名家带你读

本篇论述了咳嗽的病因病机，指出咳嗽病位在肺胃，病机的关键在于肺气上逆，病因有内、外之分，因于内者名为虚损，因于外者名为风寒；论述了咳嗽的辨证纲领与论治经验，提出本病宜以辨内外为纲领。

呛：气往上逆。

咳嗽：外感或内伤等因素，导致肺失宣肃，肺气上逆，冲击气道，发出咳声或伴咯痰为临床特征的一种病症。历代将有声无痰称为咳，有痰无声称为嗽，有痰有声谓之咳嗽。临床上多为痰声并见，很难截然分开，故以咳嗽并称。

气上呛（qiāng） 咳嗽生 《内经》云：五脏六腑皆令人咳，不独肺也。然肺为气之主，诸气上逆于肺，则呛而咳。是咳嗽不止于肺而亦不离于肺也。

肺最重 胃非轻 《内经》虽分五脏诸咳，而所尤重者，在“聚于胃关于肺”六字。盖胃中水谷之气，不能如雾上蒸于肺，而转溉诸脏，只是留积于胃中，随热气而化为痰，随寒气而化为饮。胃中既为痰饮所滞，则输肺之气亦必不清，而为诸咳之患矣。

【白话译文】

肺气上逆使人作呛，就会发生咳嗽。肺功能失调是咳嗽最主要的病机，但咳嗽与胃也有密切的关系。

咳嗽病位在肺胃

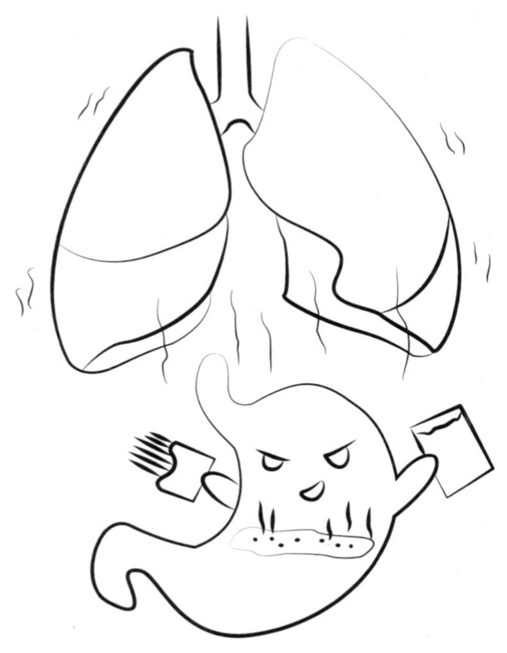

肺如钟　撞则鸣 肺为脏腑之华盖，呼之则虚，吸之则满。只受得本然之正气，受不得外来之客气。客气干之，则呛而咳矣。亦只受得脏腑之清气，受不得脏腑之病气。病气干之，亦呛而咳矣。肺体属金，譬若钟然，一外一内，皆所以撞之使鸣也。

风寒入　外撞鸣 经云：微寒微咳。可见咳嗽多因于风寒也。风从皮毛而入于肺，寒从背

读书笔记

俞（shù）而入于肺，皆主乎外也。后注虽言热、言湿、言燥，令不自行，亦必假风寒以为之帅也。

痨（láo）损积　内撞鸣　**痨伤、咳嗽，主乎内也。二者不治，至于咳嗽失音，是金破不鸣矣。**

痨：虚痨。

损：内伤。

【白话译文】

肺好像用金属铸的钟，受到撞击就会发出鸣响，即导致咳嗽。如果肺部因外感风寒之邪侵袭，如同钟从外部被撞而鸣响；如果是虚痨内伤的慢性病，逐渐使肺部损伤而引起咳嗽，就好像钟从内被撞而鸣响。

谁治外　六安行　**六安煎虽无深义，却亦平稳。然外感诸咳，当辨风热、风燥二证。如冬时先伤非节之暖，复加风寒外遏，以致咳嗽、痰结、咽肿、身重、自汗、脉浮者，风热也，宜葳蕤汤辛润之剂，切勿辛热发散。而风燥一证，辨治尤难。盖燥为秋气，令不独行，必假风寒之威，而令乃振，咳乃发也。《内经》只言秋伤于湿，何也？以长夏受湿土郁蒸之气，随秋令收敛，伏于肺胃之间，直待秋深燥令大行，与湿不能相容，至冬而为咳嗽也。此证有肺燥、胃湿两难分解之势，唯《千金》麦门冬汤、五味子汤独得其秘，后人以敛散不分，**

六安行：六安指六安煎。行，可以的意思。

读书笔记

燥润杂出弃之，味之甚也。

谁治内　虚痨程　**宜于“虚痨门”择其对症之方。审是房劳伤精，则补精；审是思郁伤脾，则养神。**

程：法则，规律。以咳嗽并称。

【白话译文】

应该用什么药物来治疗外感咳嗽呢？用六安煎一类的方剂，有一定的疗效。应该用什么药物来治疗内伤咳嗽呢？那就应当按照治疗虚痨的法则选择相应的药物。

外感咳嗽的中医分类

证型	主要症状	治则
风寒咳嗽	咽痒、咳嗽声重、痰稀薄白、流清涕、肢体酸楚	疏风散寒，宣肺止咳
风热咳嗽	咳嗽频剧、气粗、咽痛、痰黄、涕黄、口渴	疏风清热，宣肺止咳
风燥咳嗽	喉痒干咳、连声作呛、咽喉干燥、唇鼻干燥、痰少、痰黏、成丝	疏风清热，润燥止咳

挟水气　小龙平　**柯韵伯治咳嗽，不论冬夏，不拘浅深，但是寒嗽，俱用小青龙汤多效。方中祛风散寒，解肌逐水，利肺暖肾，除痰定喘，攘外安内，各尽其妙。盖以肺家沉寒痼冷，非麻黄大将不能捣其巢穴，群药安能奏效哉。**

水气：体内有过多的痰饮停留，即痰饮。

兼郁火　小柴清　**寒热往来咳嗽者，宜去人参、大枣、生姜，加干姜、五味治之。**

郁火：泛指阳气郁结化火的证候。患者平素抑郁不舒，以致体内郁热，呈现口苦咽干、胁痛等症状。

【白话译文】

如果是因外感风寒、内夹水饮的咳嗽，宜用小青龙汤止咳平喘；如果咳嗽兼有郁火，宜用小柴胡汤疏散表邪，兼清火解郁。

一齐烹：烹即煎煮，一齐烹是指在同一处方内，古人多用汤剂。

姜细味　一齐烹（pēng）**《金匮》治痰饮咳嗽，不外小青龙汤加减。方中诸味，皆可去，唯细辛、干姜、五味不肯轻去。即面热如醉，加大黄以清胃热，及加石膏、杏仁之类，总不去此三味，学者不可不深思其故也。徐忠可《金匮辨注》有论。**

长沙法　细而精　**《金匮》痰饮咳嗽治法，宜熟读之。**

【白话译文】

《金匮要略》中治疗痰饮咳嗽的方法，不外乎小青龙汤随症加减。张仲景治疗痰饮咳嗽的治法与方药论述十分精要，宜熟读运用。

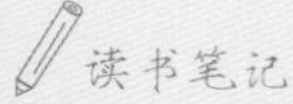

1. 六安煎

《景岳全书》方，有化痰止咳之效。治疗外感风寒或寒湿咳嗽。

半夏6克，陈皮4.5克，茯苓9克，杏仁6克（去皮尖），甘草、白芥子（炒研）各3克。生姜7片，水煎服。

2. 葳蕤汤

《类证活人书》方。主治风温，兼疗冬温及春月中风、伤寒，症见发热、头项眩痛、喉咽干、舌强、胸内疼、痞满、腰背强。

葳蕤0.9克，石膏30克，白薇、麻黄、川芎、葛根、大羌活、甘草、杏仁各15克，青木香0.3克。为粗末，每服15克，一日3～4次。

3. 麦门冬汤

《备急千金要方》方。治大病后火热乘肺，咳唾有血，胸膈胀满，上气羸瘦，五心烦热，渴而便秘。

麦冬6克，桔梗、桑根皮、半夏、生地黄、紫菀茸、竹茹各3克，麻黄2.1克，炙甘草1.5克，五味子10粒。生姜1片，水煎服。

4. 五味子汤

《备急千金要方》方。治伤燥咳嗽，唾中有血，牵引胸胁痛，皮肤干枯。

五味子1.5克（研），桔梗、甘草、紫菀茸、续断、竹茹、桑根皮各3克，生地黄6克，赤小豆1撮。水煎服。

5. 小青龙汤

《伤寒论》方，有解表散寒、温肺化饮之功效。主治外

读书笔记

寒内饮，症见恶寒发热、无汗、胸痞喘咳、痰多而稀，或喘咳不得平卧，或身体疼重、舌苔白滑、头面四肢水肿、脉浮者。

麻黄（去根节）、芍药、干姜、桂枝、炙甘草各 6 克，半夏 9 克，五味子、细辛各 3 克。水煎服。

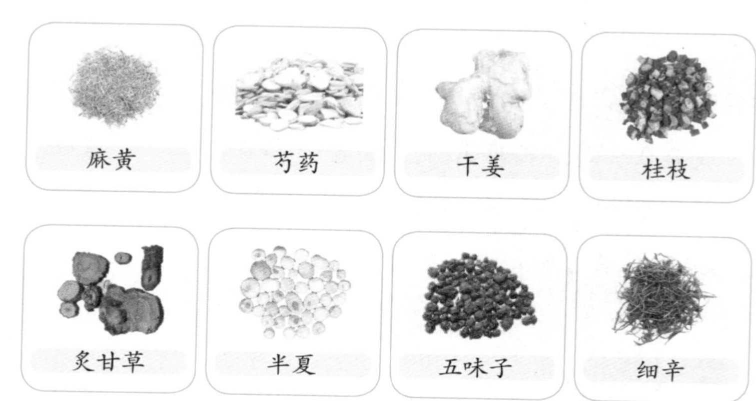

6. 小柴胡汤

《伤寒论》方，有和解少阳之功。主治少阳证，症见往来寒热、胸胁苦满、默默不欲饮食、心烦喜呕、口苦、咽干、目眩。

柴胡 12 克，黄芩、人参、甘草、生姜各 6 克，半夏 9 克，大枣 2 枚。水煎分 2 次温服。

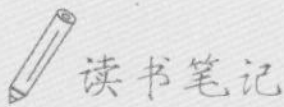

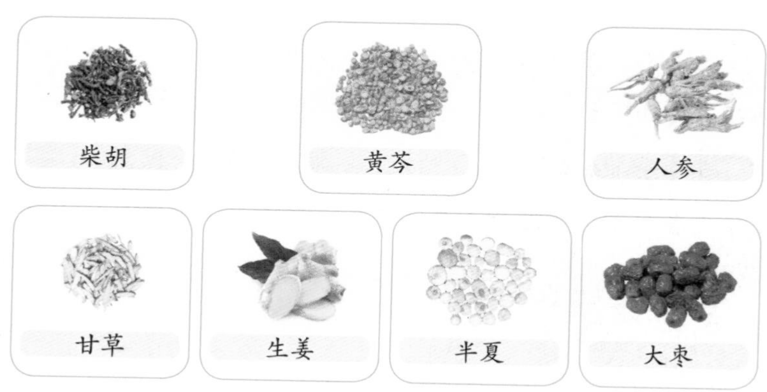

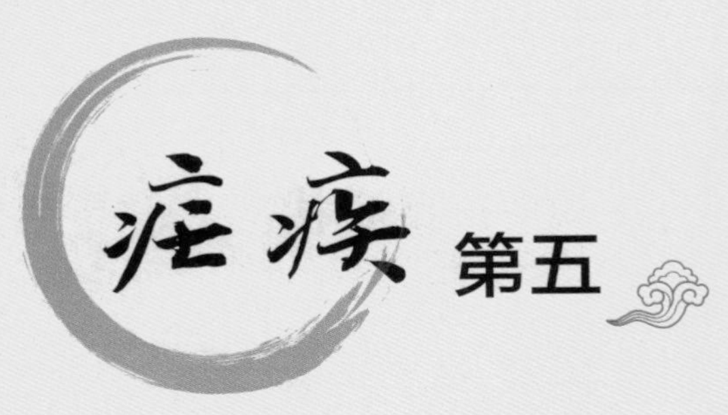

疟疾第五

名家带你读

本篇指出疟疾是属于半表半里的少阳经病，其证候特点是冷一阵、热一阵的寒热往来；总结了治疗疟疾的常法和变法。

疟（nüè）为病　属少阳　**少阳为半表半里，邪居其界。入与阴争则寒，出与阳争则热。争则病作，息则病止，止后其邪仍踞于少阳之经。**

寒与热　若回翔　**寒热必应期而至。**

日一发　亦无伤　**邪浅则一日一作，邪深则二日一作。**

三日作　势猖狂　**疟三日一作，时医名三阴疟，留连难愈。**

【白话译文】

疟疾为邪居半表半里之证，属于少阳经病变。它的症状常常是冷一阵、热一阵，这就是寒热往来，好像鸟儿往返飞翔。如果一天只发作一次，则病邪比较轻浅；如果两天发作一次，病邪就比较深入；如果三天发作一次，表明邪气猖狂，病势就比较严重了。

疟：疟疾。由感受疟邪，邪正交争所致，是以寒战壮热、头痛、汗出、休作有时为特征的传染性疾病，多发于夏秋季。

少阳：《伤寒论》六经病之一。病在少阳，症状有口苦、咽干、目眩、胸胁苦满等。

疟疾的主要症状

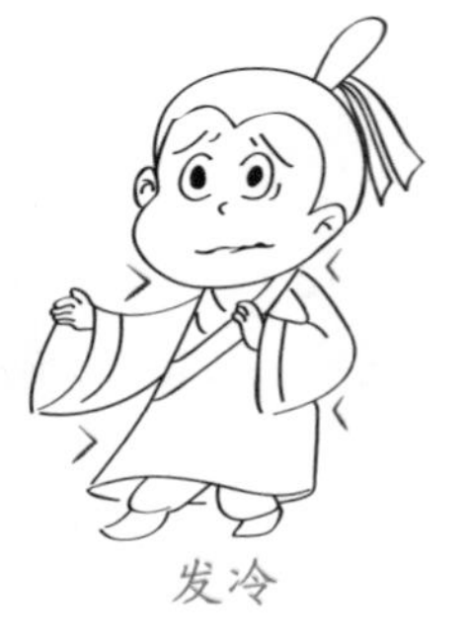
发冷

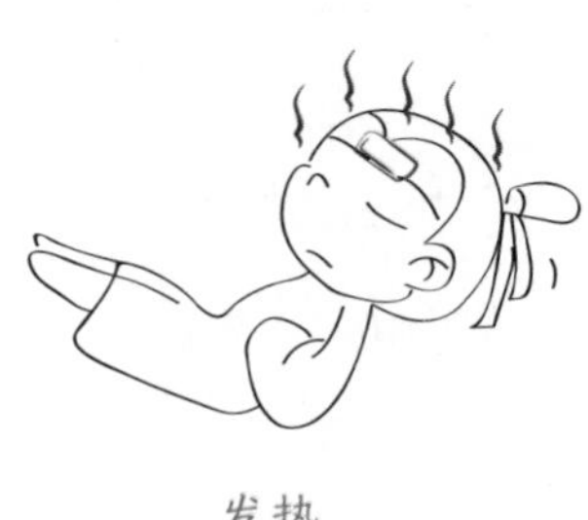
发热

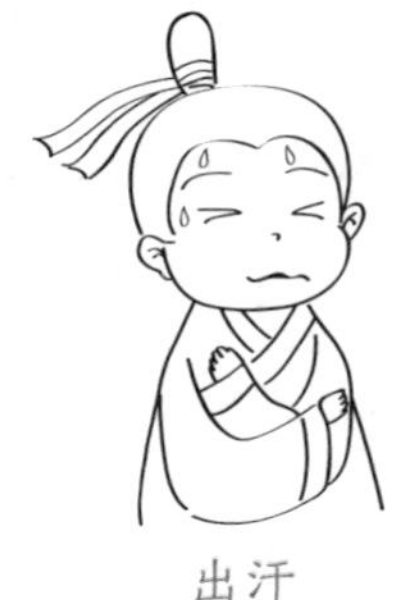
出汗

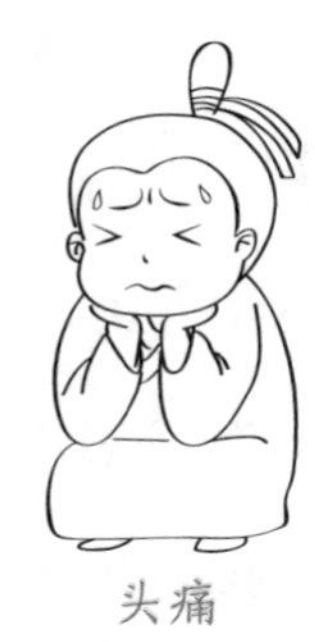
头痛

治之法　小柴方　**以小柴胡汤为主。初起，俗忌人参，姑从俗而去之，加青皮一钱。**

小柴方：即小柴胡汤，是治疗疟的代表方剂。

热偏盛　加清凉　**小柴胡汤加知母、花粉、石膏、黄连之类，随宜择用。**

寒偏重　加桂姜　**加干姜、桂枝，甚者加附子、肉桂。**

邪气盛　去参良　**身热者，小柴胡汤去人参加桂枝二钱。服后食热粥，温覆取微汗。**

常山入 力倍强 **小柴胡汤加常山二三钱。俗云邪未净不可用常山以截之，不知常山非截邪之品，乃祛邪外出之品。仲景用其苗，名曰蜀漆。**

常山：中药名。为虎耳草科植物常山的干燥根。

【白话译文】

小柴胡汤是治疗疟疾的代表方剂。如果发作时发热较重，应该在小柴胡汤中加入清热的药物。如果发作时恶寒较重，则应该在小柴胡汤中加入干姜、桂枝等温热性药物。如果是邪气亢盛、身热明显者，宜将原方中的人参去掉。如果在原方中加上常山，可使药效倍增。

大虚者 独参汤 **虚人久疟不愈，以人参一两、生姜五钱，水煎，五更服极效。贫者以白术一两代之，热多者以当归代之。**

单寒牝（pìn） 理中匡 **单寒无热名曰牝疟，宜附子理中汤加柴胡治之。**

牝：雌性的意思。这里指牝疟，即单寒无热。

单热瘅（dān） 白虎详 **单热无寒名曰瘅疟，或先热后寒名曰热疟，俱宜以白虎汤加桂枝治之。时医以六味汤加柴胡、芍药治之。**

瘅：热气盛的意思。

【白话译文】

对于身体十分虚弱、久病不愈的疟疾患者，用独参汤大补元气，以增加抗病能力。对于只恶寒不发热的疟疾称之为牝疟，可用附子理中汤加柴胡来治疗。如果是仅发热不恶寒的疟疾，称为瘅疟，可以用白虎汤加桂枝治疗。

常见疟疾种类与治疗原则

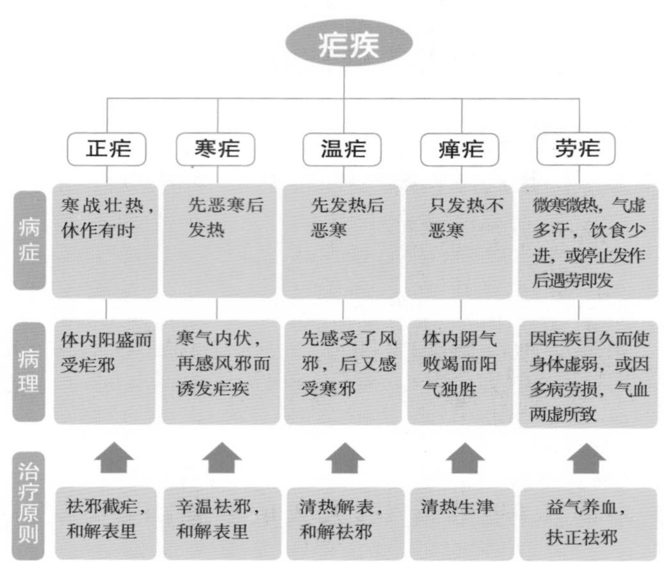

法外法：常规治法以外的治法。

微茫：模糊不清。

法外法　辨微茫　**以上皆前医之成法。更法外有法，不可不辨而治之。**

消阴翳（yì）　制阳光　**热之不热，是无火也，益火之源，以消阴翳；寒之不寒，是无水也，壮水之主，以制阳光。**

太仆注　慎勿忘　**王太仆消阴制阳等注，千古不刊之论。赵养葵遵之，以八味丸益火之源，六味丸壮水之主，久疟多以此法收功。**

【白话译文】

以上都是治疗疟疾的常用方法。此外，还有治疗疟疾的其他方法，应该根据患者的具体病情而辨证治疗。尤其是有的疟疾患者寒重，用了温热药来治疗而没有效果，那么就必须用补阳的药来消除阴沉的寒气；有的疟疾患者热重，用了寒凉的药仍没有效果，那么就必须用补阴的药来制服炎炎的热邪。对于这个问题，王冰在对《黄帝内经》的注解中有极其精辟的解答，对于治疗日久体虚的疟疾患者具有指导意义，切勿遗忘。

1. 小柴胡汤

见咳嗽附方，为治疗疟疾寒热往来的常用方剂。加入常山（酒炒）6～10 克治疗，功效更佳。

2. 独参汤

《景岳全书》方。治诸虚气脱，反胃呕吐，喘促，凡诸虚证垂危者。

人参 60 克，水 1 升煎煮。

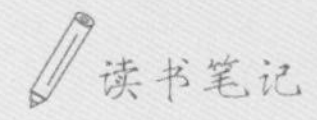

3. 附子理中汤

《三因极一病证方论》方，有补虚回阳、温中散寒之功效。主治脾胃虚寒、腹痛食少、泻利呕逆、口噤肢厥、寒厥痼冷、霍乱脏毒、阴斑瘴毒等。

附子、人参、甘草、白术、干姜各等分。共研末，每次服12克，水一盏半，煎至七分。

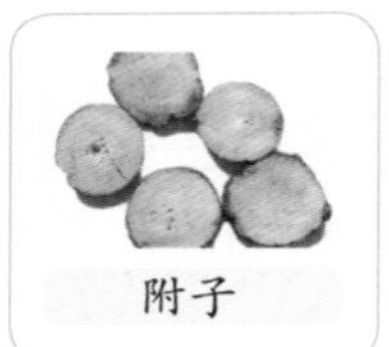
附子

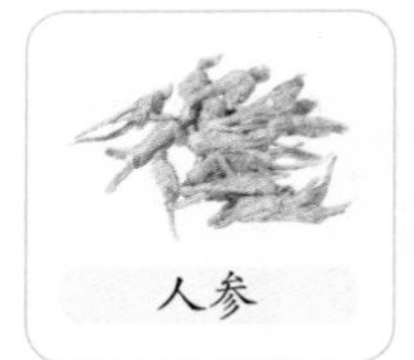
人参

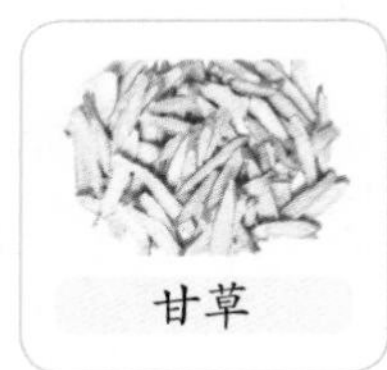
甘草

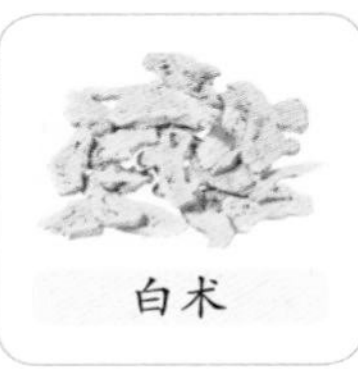
白术

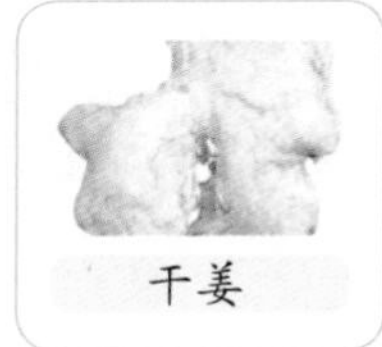
干姜

4. 白虎汤

《伤寒论》方，有清热泻火、除烦止渴之功效。主治阳明经热盛，或温热病气分大热，症见高热头痛、口干舌燥、烦渴引饮、面赤汗出、舌苔黄、脉洪大等。

石膏（碎）30克，知母、粳米各10克，炙甘草6克。水3杯，煎1杯，温服。

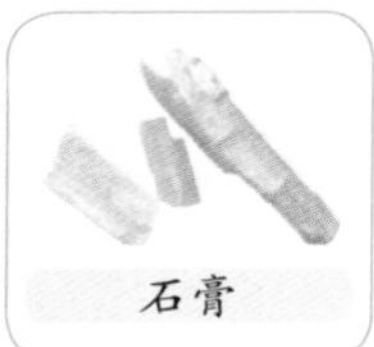
石膏

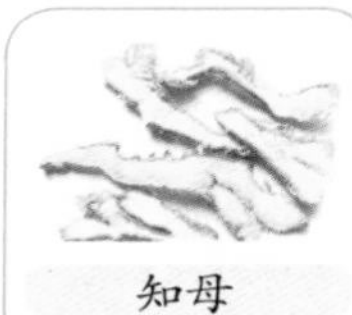
知母

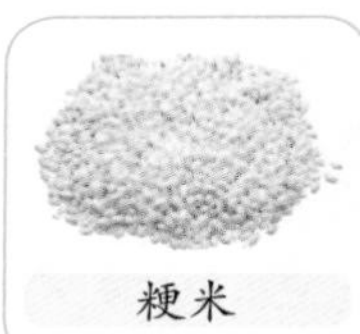
粳米

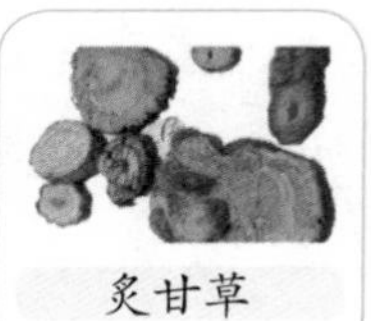
炙甘草

读书笔记

5. 六味汤

《幼科证治准绳》方，有清热化积之功效。治少小寒热进退，啼呼腹痛。

生地黄、桂心各2.4克，芍药、寒水石、黄芩、甘草各 0.6 克。上切细，以水三升，煮一升半。一岁儿二合至三合，量与服之。

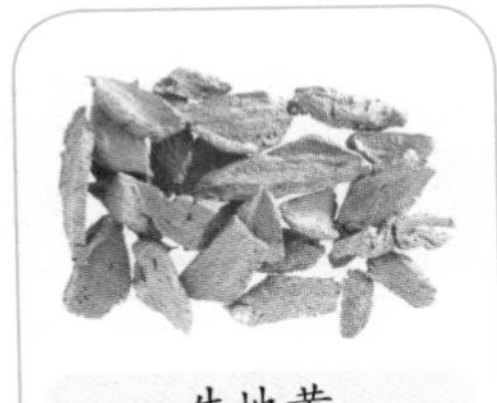
生地黄

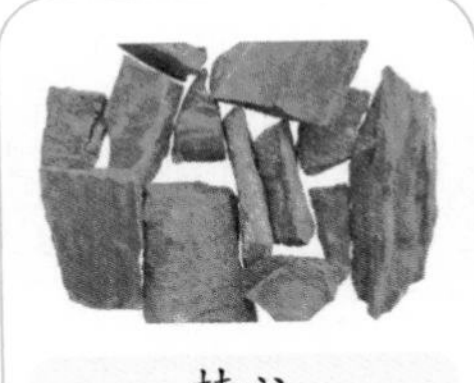
桂心

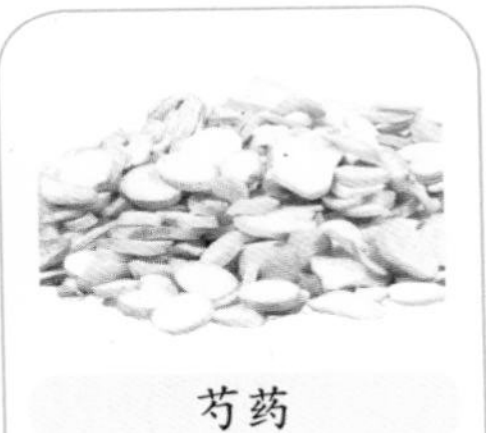
芍药

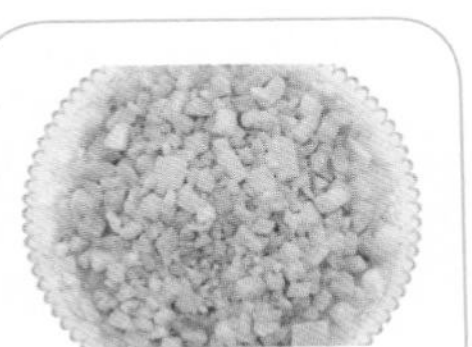
寒水石

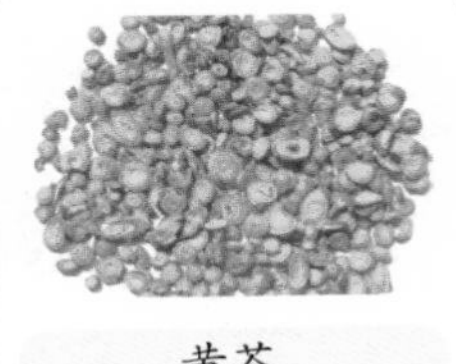
黄芩

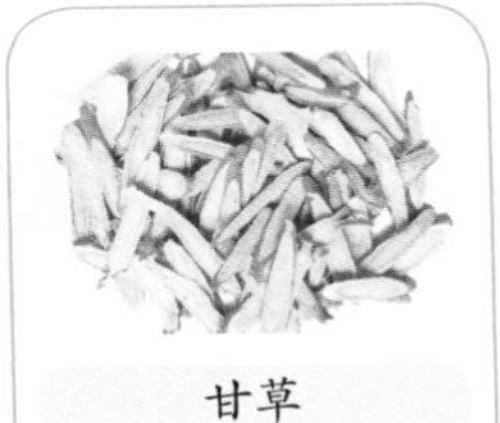
甘草

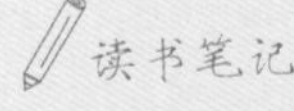
读书笔记

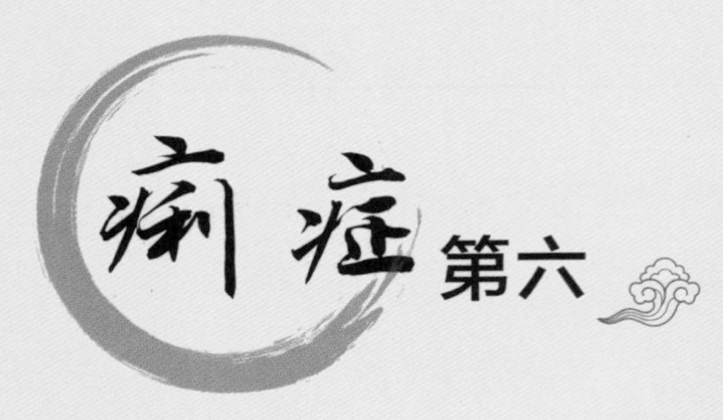

痢症第六

名家带你读

本篇论述了痢疾的成因、主症特点，其病因病机为湿热伤及肠胃，主症特点为腹痛，泻下赤白脓血，其治疗基本原则为调气行血；论述了痢疾的辨治规律。

赤白痢：大便中带脓血的痢症。

湿热伤　赤白痢　**王损庵论痢，专主湿热。其症里急后重，腹痛，欲便不便，脓血秽浊，或白或赤，或赤白相半。**

赤痢：大便中带血不带脓的痢症。

热胜湿　赤痢渍（zì）　**胃为多气多血之海。热，阳邪也，热胜于湿，则伤胃之血分而为赤痢。**

白痢：病名。痢症便下白色黏冻或脓液者，古称白滞痢。

湿胜热　白痢坠　**湿，阴邪也。湿胜于热，则伤胃之气分而为白痢。赤白相半，则为气血两伤。**

调行箴（zhēn）　须切记　**行血，则脓血自愈。调气，则后重自除。此四句为治初痢之格言，须切记之。**

【白话译文】

饮食生冷不洁之物，致肠胃遭受到湿热的伤害，因而影响了消化功能，出现腹痛，大便次数增多，并夹杂有脓血，叫作赤白痢症。如果热邪胜过湿邪，伤在血分，便酿成为赤痢。如果湿邪胜过热邪，伤在气分，便泻下为白痢。治疗痢症的基本法则就是调气行血，一定要牢牢地记住。

痢疾的分类

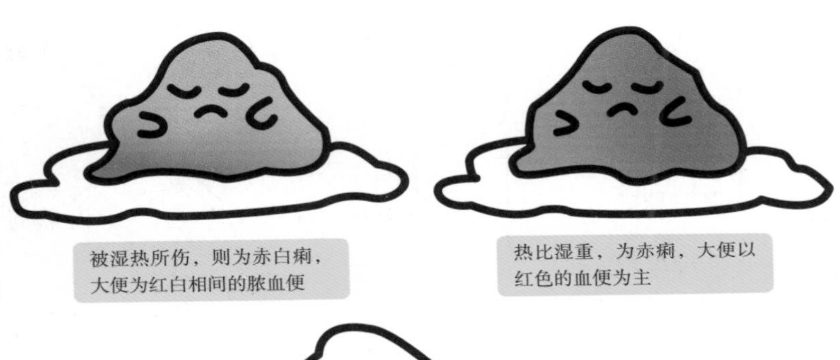

被湿热所伤，则为赤白痢，大便为红白相间的脓血便

热比湿重，为赤痢，大便以红色的血便为主

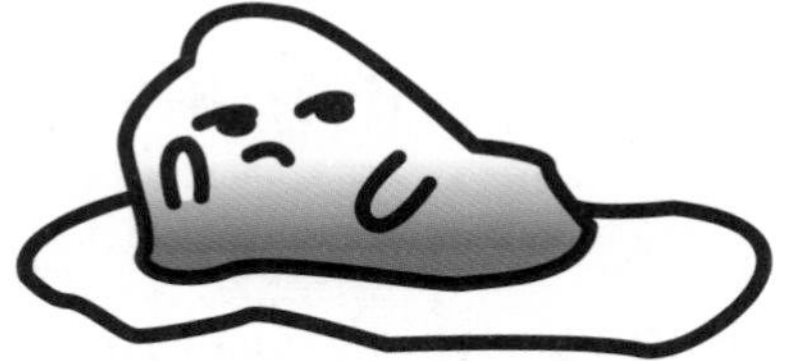

湿比热重，为白痢，大便主要夹杂白色的脓液

芍药汤　热盛饵（ěr）　**芍药汤调气行血，虽为初痢之总方，究竟宜于热症。**

平胃加　寒湿试　**寒湿泻痢初起者，以平胃散加干姜、泽泻、猪苓、木香治之。久而不愈，送下香连丸。**

【白话译文】

如果是偏于热盛的痢症，可服芍药汤，以调气行血；如果是偏于寒湿的痢症，可用加味平胃散来治疗，以燥湿

饵：药饵。此处作服用讲。

寒湿：即寒和湿两种致病因素。这两种致病因素混杂引起的病症，称为寒湿证。临床表现为头身困重，关节疼痛并屈伸不利，无汗，神疲畏寒，或面浮身肿，腰以下尤甚，胃脘疼痛，大便溏泄，或下利白多赤少，小便不利，舌淡；苔白润，脉濡弱。

健脾、行气和胃。

痢疾的病因病机

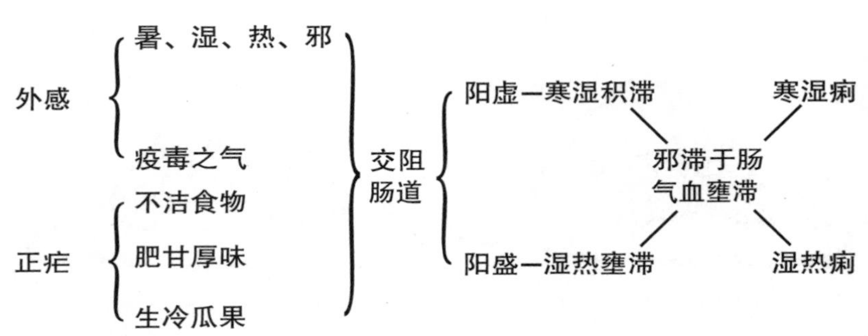

热不休　死不治　**方书云：痢症发热，不休者，不治。**

痢门方　皆所忌　**凡痢症初起即发热，非肌表有邪，即经络不和，温散而调营卫，外邪一解，痢亦松去。若概以为热，开手即用痢门套方，多有陷入变剧者。**

桂葛：桂枝汤和葛根汤。

桂葛投　鼓邪出　**时医有发汗之戒，以其无外证而妄汗之也。若头痛、发热、恶寒，有汗宜用桂枝汤法，无汗宜用葛根汤法，鼓邪外出，然后治其痢。**

畅遂：畅通无阻。

外疏通　内畅遂　**此二句是解所以发汗之故也。张飞畴（chóu）云：当归四逆汤治痢极效。**

若发热而呕者，小柴胡汤、葛根黄连黄芩甘草汤。口渴下重者，白头翁汤如神。

【白话译文】

痢疾见发热不止的情况时，多属于重症，难以医治。痢症初起如见发热不停，往往是加有表邪的缘故。有表证应先解表，此时对所有治疗痢症的方剂都必须禁用。应先投桂枝汤或葛根汤，鼓动邪气外出，如此便使外邪有出路，在内的病邪也就因此而减轻。

嘉言书 独得秘 **喻嘉言《医门法律》中，议论甚见透彻。**

寓意存 补金匮 **喻嘉言《寓意草》中，如麻黄附子细辛汤及人参败毒散等案，却能补《金匮》所未及。**

《寓意》：《寓意草》，是喻嘉言临床经验的记录。

【白话译文】

对于痢症夹表证的治疗，清代著名医家喻嘉言有深入的研究和治疗经验。在其著作《寓意草》中记录了治疗痢症的经验，可以补充《金匮要略》对治疗痢症的不足。

读书笔记

1. 芍药汤

《素问病机气宜保命集》方是治疗痢症初起的总方。有清热燥湿、调气和血之功效。主治腹痛、便脓血、赤白相兼、里急后重、肛门灼热、小便短赤、舌苔黄腻、脉弦数。

白芍30克，当归、黄连各15克，黄芩、青皮各3克，肉桂5克，槟榔、木香、甘草、炙厚朴、枳壳各6克，大黄9克。水2杯，煎八分，温服。

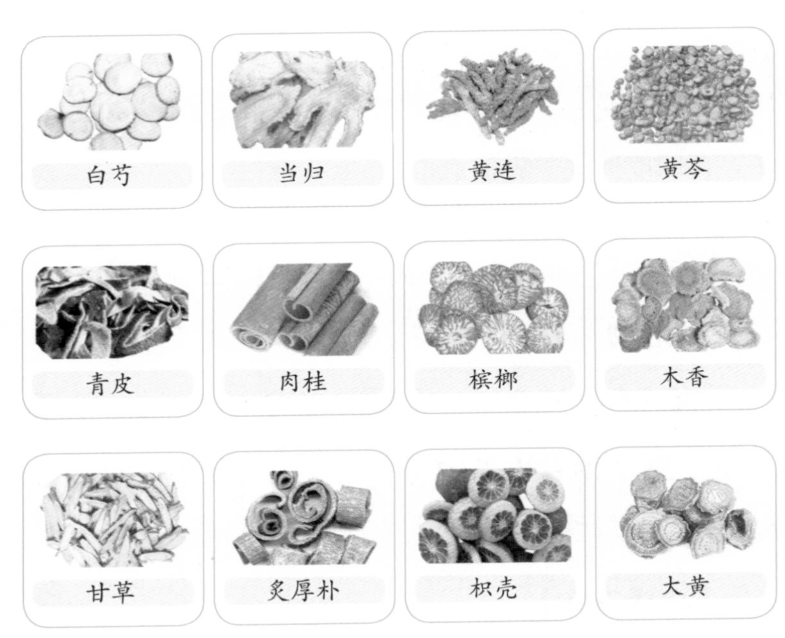

小便不利加滑石、泽泻；大便滞涩难出，身体虚弱者，当归和白芍用量加倍；身体壮实者，大黄用量加倍；红痢加川芎、桃仁。

读书笔记

2. 平胃散

《太平惠民和剂局方》方，有燥湿运脾、行气导滞之功效。治疗湿滞脾胃而致的不思饮食、腹部胀痛、恶心、呕吐、嗳气吞酸、身体倦怠、大便溏泄、舌苔白腻者。

厚朴、陈皮、甘草各900克，苍术2500克。共为细末，每服4～6克，生姜、大枣煎汤送下；或作汤剂，水煎服，用量按原方比例酌减。

本方加入干姜、泽泻、猪苓、木香，可治寒湿性痢症的初起症状。

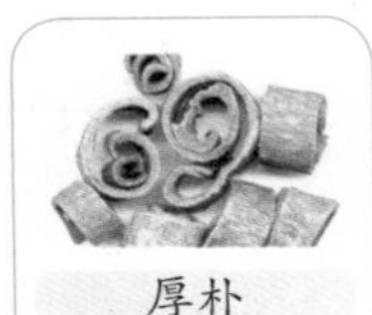
厚朴

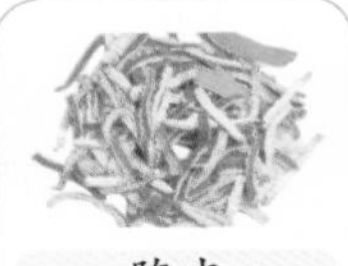
陈皮

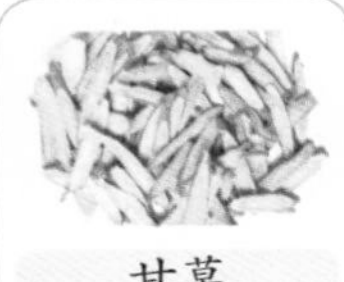
甘草

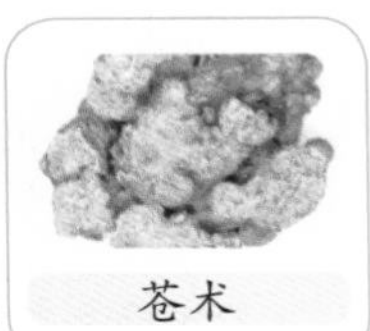
苍术

3. 香连丸

《太平惠民和剂局方》方，有清热燥湿、行气化滞之功效。主治湿热痢症、下痢、赤白相兼、腹痛、里急后重。

黄连60克，木香130克。共为细末，醋糊为丸，如梧桐子大。每服20丸（6～9克），饭饮吞下。

4. 桂枝汤

《伤寒论》方，有解肌发表、调和营卫之功效。主治外感风寒表虚证，症见头痛发热、汗出恶风、鼻鸣干呕、苔白不渴、脉浮缓或浮弱者。

桂枝、白芍各9克，炙甘草6克，生姜3片，大枣4枚，水2杯，煎八分，温服。治疗期间还应禁忌生冷、油腻、不易消化或对胃有刺激的食物。

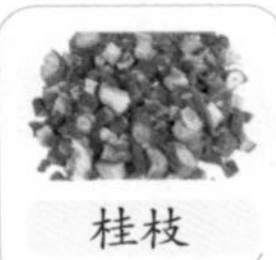
桂枝

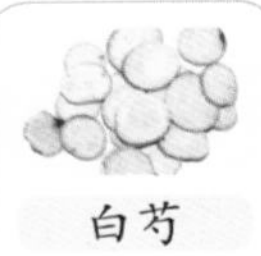
白芍

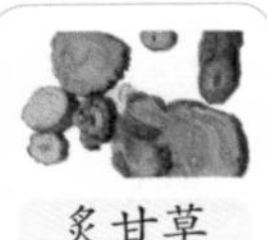
炙甘草

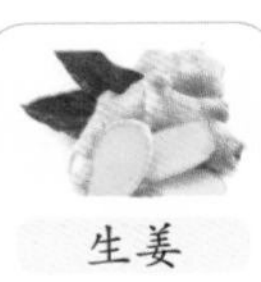
生姜

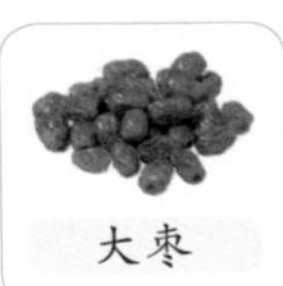
大枣

读书笔记

5. 葛根汤

《伤寒论》方，有发汗解表、疏通经脉之功效。主治外感风寒。症见恶寒发热、头痛项强、无汗、苔薄白、脉浮紧；或太阳病，症见无汗而小便反少、气逆胸满、口噤、欲作刚痉者。

葛根12克，麻黄、桂枝、甘草各6克，芍药9克，生姜3片，大枣10枚，水煎三分，分3次温服，取微汗。

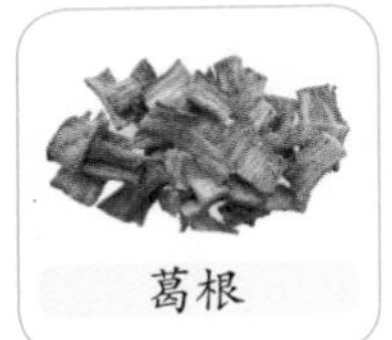
葛根

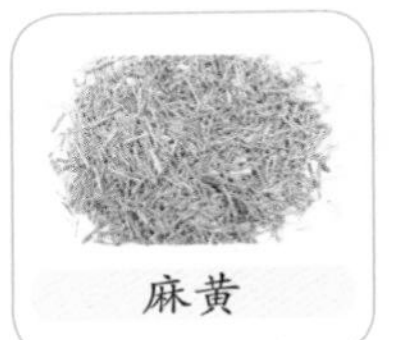
麻黄

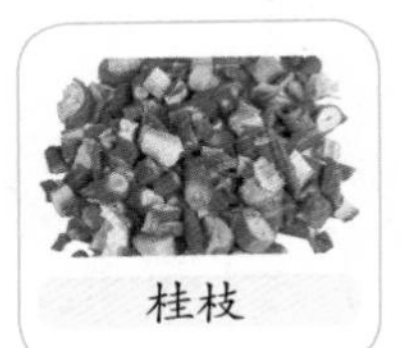
桂枝

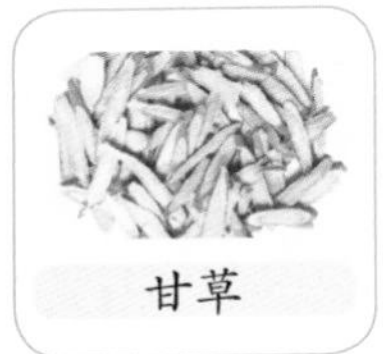
甘草

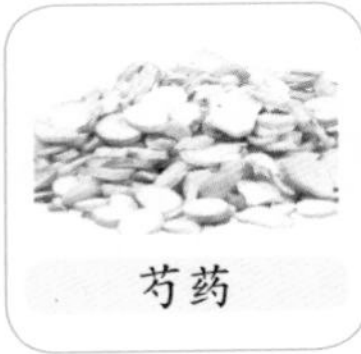
芍药

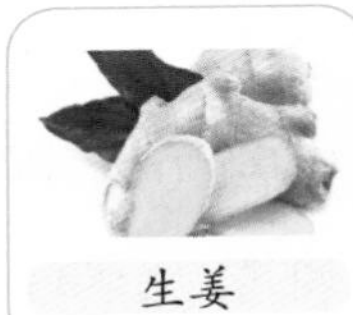
生姜

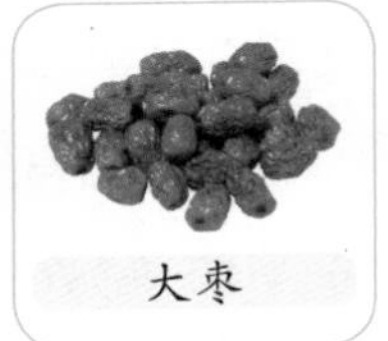
大枣

6. 当归四逆汤

《伤寒论》方，有温经散寒、养血通脉之功效。主治阳气不足而又血虚的血虚寒厥，症见手足厥冷、舌淡苔白、脉细欲绝或沉细；亦可治寒入经络而致腰、股、腿、足疼痛。

当归、桂枝、芍药、细辛各9克，炙甘草、通草各6克。大枣25个，水煎服。

7. 小柴胡汤

见咳嗽附方。

读书笔记

8. 葛根黄连黄芩甘草汤

《伤寒论》方，又名葛根芩连汤，有解表清里之功效。主治身热下痢、胸脘烦热、口中作渴、喘而汗出、舌红苔黄、脉数或促。

葛根 15 克，甘草 6 克，黄芩、黄连各 9 克。水煎服。

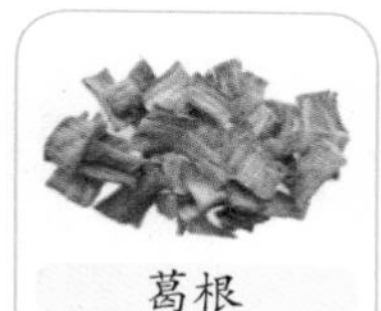
葛根

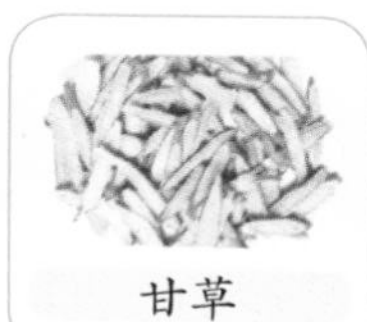
甘草

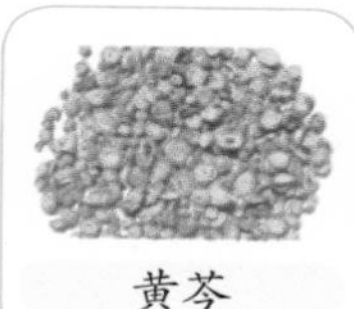
黄芩

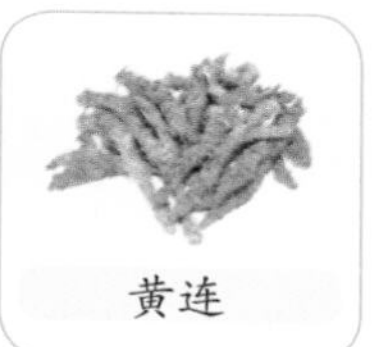
黄连

9. 白头翁汤

《伤寒论》方，有清热解毒、凉血止痢之功效。主治热痢，症见腹痛、里急后重、肛门灼热、泻下脓血、赤多白少、渴欲饮水、舌红苔黄、脉弦数。

白头翁 15 克，黄柏、秦皮各 12 克，黄连 6 克。水煎服。

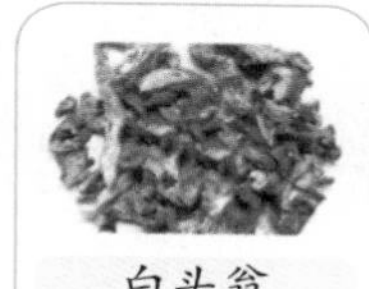
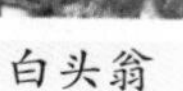
白头翁

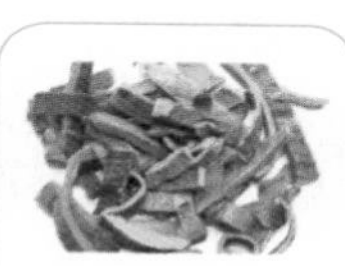
黄柏

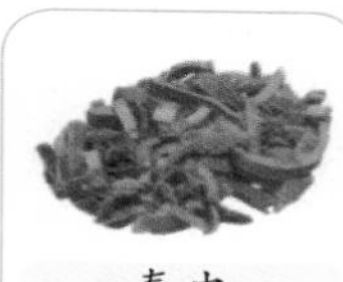
秦皮

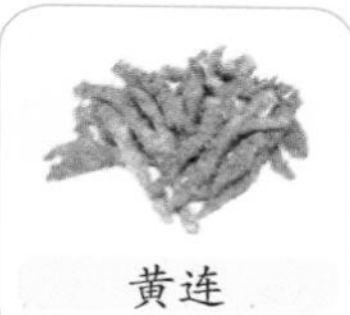
黄连

读书笔记

10. 麻黄附子细辛汤

《伤寒论》方，有助阳解表之功效。治少阴病，始得之，反发热，脉沉者。

麻黄、细辛各 6 克，附子 1 枚。水煎温服。

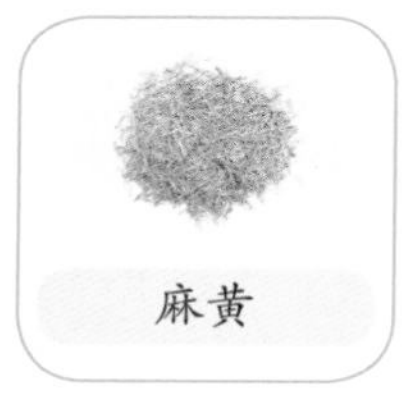
麻黄

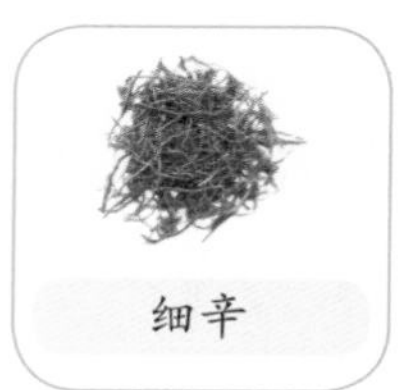
细辛

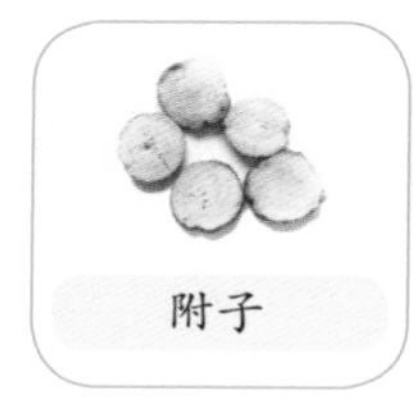
附子

11. 人参败毒散

《类证活人书》方，有发汗祛湿、益气解表之功效。主治正气不足，外感风寒湿邪，症见憎寒壮热、头项强痛、肢体酸痛、无汗、鼻塞声重、咳嗽有痰、胸膈痞满、舌淡苔白、脉浮而按之无力，以及痢症初起而兼有表证者。

羌活、独活、前胡、柴胡、川芎、枳壳、茯苓、桔梗、人参各 10 克，甘草 6 克。水 2 杯，加生姜 3 片、薄荷少许，煎七分服。又陈仓米、黄连、黄芩，都可以随症加入。

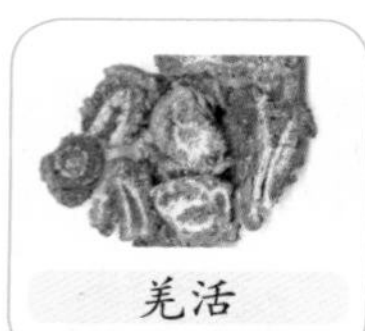
羌活

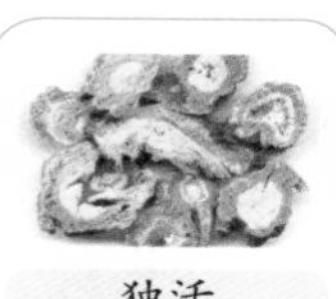
独活

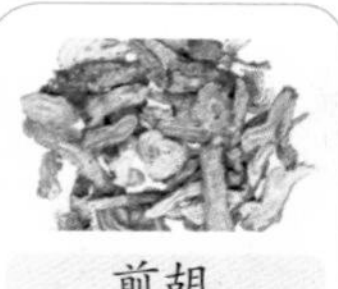
前胡

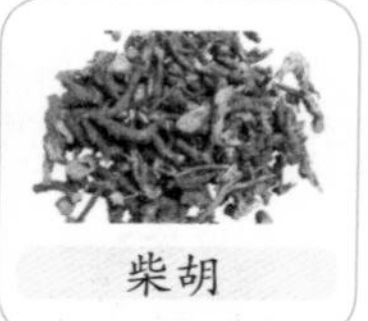
柴胡

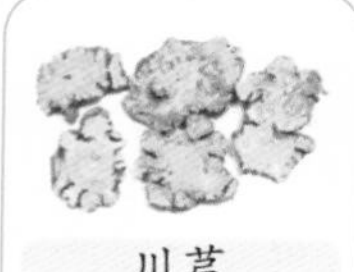
川芎

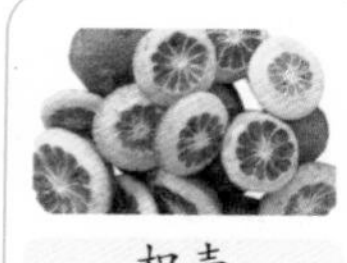
枳壳

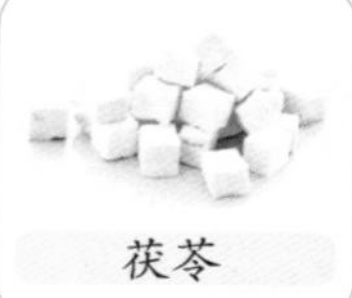
茯苓

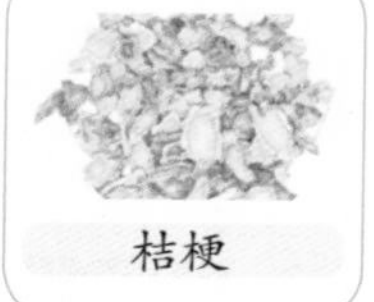
桔梗

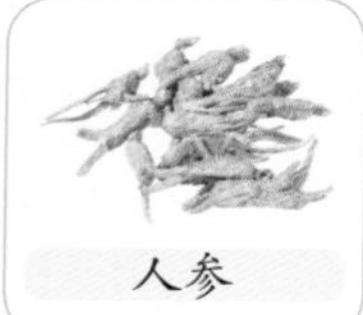
人参

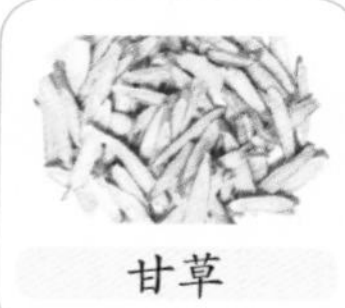
甘草

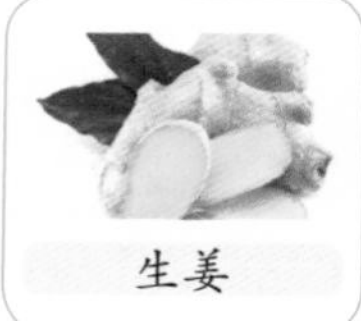
生姜

薄荷

读书笔记

心腹痛胸痹第七

名家带你读

本篇指出心胃痛分为9种，治疗当明辨虚实轻重，遵循调和气血的原则；提出腹痛的辨治，应按《金匮要略》有关治疗腹痛的方论分别处理；论述了胸痹的辨治。

心胃疼　有九种　**真心痛不治。今所云心痛者，皆心胞络及胃脘痛也。共有九种，宜细辨之。**

九种：是指9种心胃痛，即虫痛、注痛、气痛、血痛、悸痛、食痛、饮痛、冷痛、热痛。

真心痛：是胸痹进一步发展而成，其特点为剧烈而持久的胸骨后疼痛，伴心悸、水肿、肢冷、喘促、汗出、面色苍白等症状，甚至危及生命。

辨虚实　明轻重　**虚者喜按，得食则止，脉无力；实者拒按，得食愈痛，脉有力。二症各有轻重。**

痛不通　气血壅（yōng）　**痛则不通，气血壅滞也。**

通不痛　调和奏　**通则不痛，气血调和也。高士宗云：通之之法，各有不同。调气以和血，调血以和气，通也。上逆者使之下行，中结者使之旁达，亦通也。虚者助之使通，寒者温之使通，无非通之之法也。若必以下泄为通，则妄矣。**

【白话译文】

心及胃脘部所发生的疼痛，按病因一般分为9种。临证必须仔细辨别虚实，明确轻重。疼痛是由于人体气血壅滞不通所引起的，如果气血通畅就不会疼痛了。要想达到预防和治疗疼痛，就应该遵循和奉行调和气血的法则。

虚证与实证鉴别表

	症状与体征						治则
虚证	面色苍白、萎黄无华	神疲乏力	声低懒言	隐痛喜按	舌淡苔白或少苔	脉虚无力	补虚
实证	面红	烦躁谵语	声高气粗	剧痛拒按	舌红苔黄厚腻	脉实有力	泻实

虫痛：病名。因肠内虫扰动所致脘腹疼痛。症状是时痛时止，唇舌上有小白花点，吃食物后更疼。

一虫痛　乌梅圆　虫痛，时痛时止，唇舌上有白花点，得食愈痛。虫为厥阴风木之化，宜乌梅丸。

注痛：突然发生的心腹痛，并伴有神志不清、脉搏不整等症状。古人认为是邪气突然注入所致，故称注痛。

二注痛　苏合研　入山林古庙及见非常之物，脉乍大乍小，两手若出两人，宜苏合丸，研而灌之。

【白话译文】

第一种是虫痛，可用乌梅丸安蛔止痛。第二种是注痛，用苏合香丸芳香开窍、行气止痛，研服治疗。

气痛：由于大怒或忧郁等原因引起的胃脘痛。

三气痛　香苏专　因大怒及七情之气作痛，宜香苏饮加元胡索二钱，七气汤亦妙。又方，用百合一两、乌药三钱，水煎服。

血痛：即瘀血引起的疼痛。

四血痛　失笑先　瘀血作痛，痛如刀割，或有积块，脉涩，大便黑，宜桃仁承气汤、失笑散。

【白话译文】

第三种是气痛，可选用疏肝理气、解郁止痛的香苏饮、七气汤、百合汤等方药加减治疗。第四种是瘀血作痛，可选用活血化瘀、散结止痛的失笑散、桃仁承气汤来治疗。

瘀血舌象之一：舌体上出现紫色瘀点或瘀斑

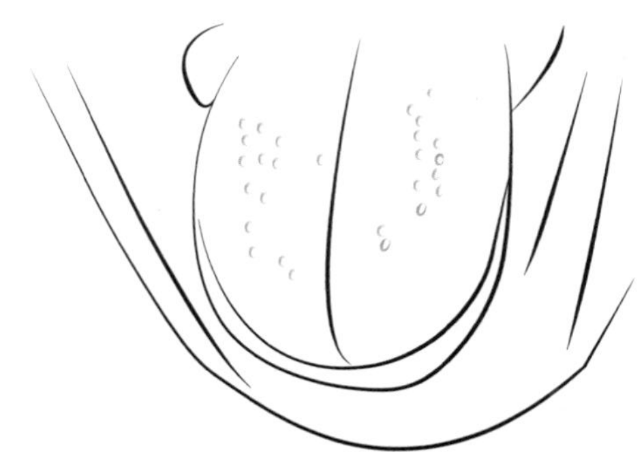

五悸痛 妙香诠（quán） **悸痛，即虚痛也。痛有作止，喜按，得食稍止，脉虚弱，宜妙香散或理中汤，加肉桂、木香主之。**

悸痛：虚痛。表现为时痛时止，痛时喜按，进食后疼痛可以缓解或停止，脉搏虚软无力。

六食痛 平胃煎 **食积而痛，嗳腐吞酸，其痛有一条扛起者，宜平胃散，加山楂、谷芽主之。伤酒，再加葛根三钱、砂仁一钱。然新伤吐之、久伤下之为正法。**

食痛：多因饮食积滞所致。表现为嗳腐吞酸，痛时胃部有物扛起。

【白话译文】

第五种是悸痛，可用补益气血、安神定惊的妙香散，或用理中汤加肉桂、木香治疗。第六种是食痛，可用平胃散加山楂、谷芽消食导滞，和胃化湿来治疗。

七饮痛　二陈咽　**停饮作痛，时吐清水，或胁下有水声，宜二陈汤，加白术、泽泻主之。甚者，十枣汤之类，亦可暂服。**

饮痛：停饮作痛。症见呕吐清水，或胁下有水声。

八冷痛　理中全　**冷痛：身凉，脉细，口中和，宜理中汤，加附子、肉桂主之。兼呕者，吴茱萸汤主之。**

冷痛：因寒而作的心胃痛。症见身凉，脉细，口不渴。

九热痛　金铃痊　**热痛：身热，脉数，口中热，宜金铃子、延胡索各二两，研末，黄酒送下二钱，名金铃子散，甚效。如热甚者，用黄连、栀子之类，入生姜汁治之。**

热痛：热性的疼痛。症见身热，脉数，口中热，大多是炎性的实证。

【白话译文】

第七种是饮痛，治疗可用燥湿化痰、理气和中的二陈汤加白术、泽泻等。第八种是冷痛，用理中汤加附子、肉桂温中散寒止痛。第九种是热痛，用金铃子散来治疗就能痊愈。

腹中痛　照诸篇　**脐上属太阴，中脐属少阴，脐下属厥阴，两胁属少阳、厥阴之交界地面，宜分治之。然其大意，与上相同。**

金匮法　可回天　**《金匮要略》中诸议论，皆**

回天：挽救生命。

死症求生之法。

诸方论 要拳拳 **《中庸》云：得一善则拳拳服膺，而弗失之矣。腹满痛而下利者，虚也。吐泻而痛，太阴证也，宜理中汤；雷鸣，切痛，呕吐者，寒气也，宜附子粳米汤。此以下利而知其虚也。腹满痛而大便闭者，实也。闭痛而不发热者，宜厚朴三物汤专攻其里；闭痛而兼发热者，宜厚朴七物汤兼通表里；闭痛、发热、痛连胁下、脉紧弦者，宜大黄附子汤温下并行，此以便闭而知其实也。若绕脐疼痛，名寒疝，乌头煎之峻，不敢遽（jù）用，而当归生姜羊肉汤之妙，更不可不讲也。**

拳拳：遵守不渝的意思。

【白话译文】

腹部疼痛，应该按照张仲景有关治疗腹痛的各篇方论分别处理。在《金匮要略》里有许多治疗腹痛的方法，效果非常突出，可起到挽救生命的作用。我们对上面这些论述和方药都应该好好地学习，随症遵守使用。

又胸痹 非偶然 **胸膺之上，人身之太空也。宗气积于此，非偶然也。**

胸痹：以胸部闷痛，甚则胸痛彻背，喘息不得卧为主要表现的一种疾病，轻者感觉胸闷，呼吸欠畅，重者则有胸痛，严重者心痛彻背，背痛彻心。

薤（xiè）白酒 妙转（zhuǎn）旋 **瓜蒌（lóu）薤白白酒汤或加半夏或加枳实、薤白桂枝汤之类，**

皆转旋妙用。

虚寒者：虚寒性的胸痹症。症见胸中剧烈疼痛，呕吐不能饮食，寒气上冲，皮肤鼓起，疼痛不可接触，应用温阳补虚、散寒止痛的方法来治疗。

虚寒者　建中填　**心胸大寒，痛呕不能饮食，寒气上冲，有头足，不可触近，宜大建中汤主之。上中二焦，为寒邪所痹，故以参姜启上焦之阳，合饴糖以建立中气，而又加椒（jiāo）性之下行，降逆上之气，复下焦之阳，为补药主方。**

【白话译文】

胸痹的发生并非偶然。治疗可用瓜蒌薤白白酒汤加味，以温阳益气、豁痰宣痹止痛，对胸痹有扭转病情的妙用。虚寒性的胸痹，宜选用大建中汤散寒止痛、急建中气。

胸痹

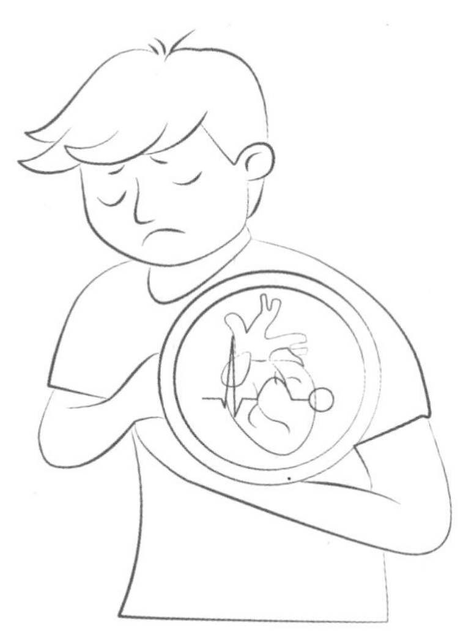

读书笔记

1. 乌梅丸

《伤寒论》方，有温脏安蛔之功效。主治蛔厥证，症见腹痛、时发时止、心烦呕吐、食入吐蛔、手足厥冷。

乌梅100克，细辛、炒蜀椒、桂枝、人参、黄柏各20克，干姜60克，当归、黄连、炮附子各30克。乌梅用50%醋浸一宿，去核捣烂，和入余药捣匀，烘干或晒干，研末，加蜜制丸，每服9克，日服2～3次，空腹温开水送下；亦可作汤剂，水煎服，用量按原方比例酌减。

2. 苏合香丸

《太平惠民和剂局方》方，有芳香开窍、行气止痛之功效。主治寒闭证，症见突然昏倒、牙关紧闭、不省人事、面白肢冷、苔白脉迟；或心腹猝痛，甚则昏厥；亦治中风、中气及感受时行瘴疠之气，属于寒闭者。

苏合香、龙脑各30克，麝香、安息香（用无灰酒1升熬膏）、青木香、香附、白檀香、丁香、沉香、荜茇各60克，制熏陆香30克，白术、诃黎勒、煨朱砂各60克，犀屑（水牛角代）60克。上药共为细末，用安息香膏并炼白蜜和剂，每服旋丸如梧桐子大，取井华水化服4丸（8克）；老人、小儿可服1丸。温酒化服亦可，并空腹服之。

读书笔记

3. 香苏饮

《太平惠民和剂局方》方，有发散风寒、行气导滞之功效。主治四时感冒、头痛发热，或兼内伤、胸膈满闷、嗳气、不欲饮食等。

香附（制研）、陈皮、甘草各6克，紫苏叶9克。加生姜5片，水2杯，煎八分服。治疗心痛须加入延胡索6克，酒一小盅。

4. 七气汤

《太平惠民和剂局方》引《易简方》方，又名四七汤，有理气化痰散结之功效。主治七情郁结、痰涎凝聚，症见咽中如有物阻、状如棉絮，或如梅核、咳吐不出、吞咽不下，或中脘痞满、上气喘急、呕逆恶心。

半夏、厚朴、茯苓各9克，紫苏叶6克。加生姜3片，水2杯，煎八分服。

5. 桃仁承气汤

《伤寒论》方，有逐瘀泻热之功效。主治下焦蓄血，症见少腹急结、小便自利、神志如狂、甚则烦躁谵语、至夜发热，以及血瘀经闭、痛经、脉沉实而涩者。

读书笔记

桃仁、大黄各12克，桂枝、甘草、芒硝各6克。水煎服。

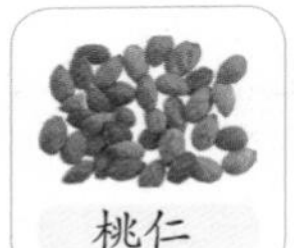
桃仁

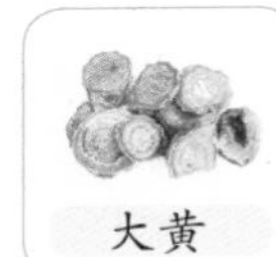
大黄

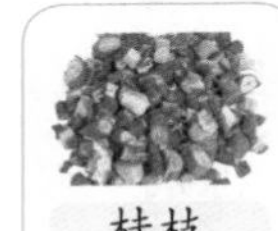
桂枝

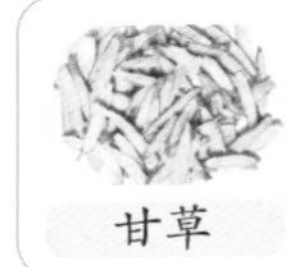
甘草

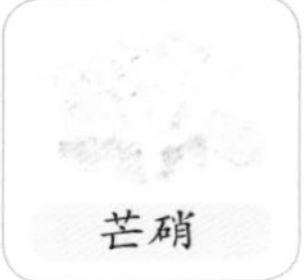
芒硝

6. 失笑散

《太平惠民和剂局方》方，有活血化瘀、散结止痛之功效。主治瘀血内阻，症见月经不调、产后恶露不行、少腹疼痛。

五灵脂（醋炒）、蒲黄各30克。共研末，每服6克，以醋汤送下，日二服。

7. 妙香散

《杂病源流犀烛》方，有安神宁志、涩精止遗之功效。主治心气不足、志意不定，症见惊悸恐怖、悲忧惨戚、虚烦少睡、喜怒无常、夜多盗汗、饮食无味、头目昏眩、梦遗失精。

怀山药60克，茯苓、茯神、黄芪、远志、人参各30克，桔梗15克，木香10克，甘草6克，麝香3克，朱砂6克。共为末，每服6克，莲子汤调下。

8. 理中汤

《伤寒论》方，又名人参汤，有温中散寒、补气健脾之功效。主治脾胃虚寒，症见呕吐、下利、腹痛、口不渴、不欲饮食、舌淡苔白或白滑、脉迟缓等。或阳虚失血，或小儿慢惊，或病后喜唾涎沫，或霍乱吐泻，以及胸痹等由中焦虚寒所致者。

人参、炙甘草、白术、炮干姜各90克。共研末，蜜丸如鸡子黄大。研碎用沸汤化服1丸，每日3～4次，服后食热粥。或每种药各10克，水3盅，煎八分，温服，服后吃热粥。

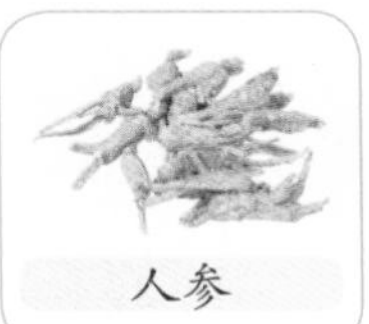
人参

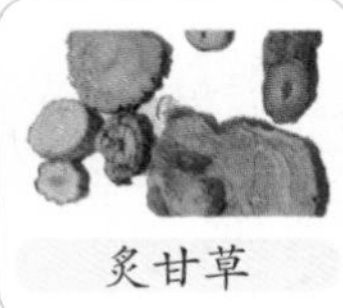
炙甘草

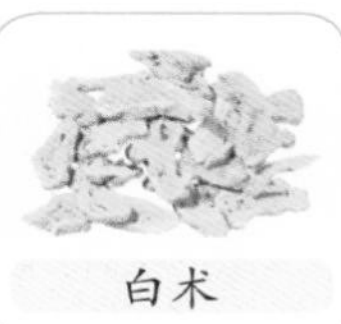
白术

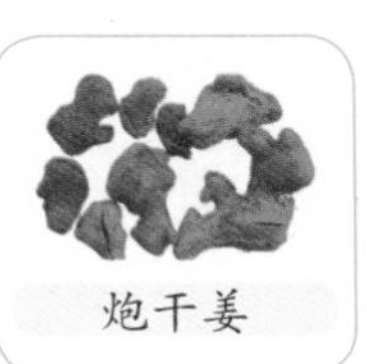
炮干姜

读书笔记

9. 平胃散

见痢症附方。

10. 二陈汤

见痢症附方。

11. 十枣汤

《伤寒论》方，有攻逐水饮之功效。主治悬饮，症见咳唾胸胁引痛、心下痞硬胀满、干呕短气、头痛目眩，或胸背掣痛不得息、舌苔滑、脉沉弦。

芫花、甘遂、大戟各等分。多为末，或装入胶囊，每服 0.5～1 克，每日 1 次，以大枣 10 枚煎汤送服，清晨空腹服。得快下利后，糜粥自养。

12. 吴茱萸汤

《伤寒论》方，有温中补虚、降逆止呕之功效。主治胃中虚寒、浊阴上逆所致的胃脘痛，食后泛泛欲呕，或呕吐酸水，或干呕，或吐清涎冷沫，胸满脘痛，巅顶头痛，畏寒肢凉，甚则伴手足逆冷，大便泄泻，烦躁不宁，舌淡苔白滑，脉沉弦或迟。

吴茱萸 3 克，人参 6 克，大枣 12 枚，生姜 18 克。水煎服。

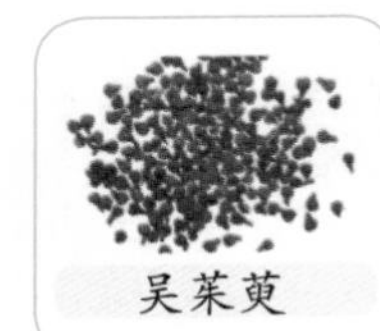
吴茱萸

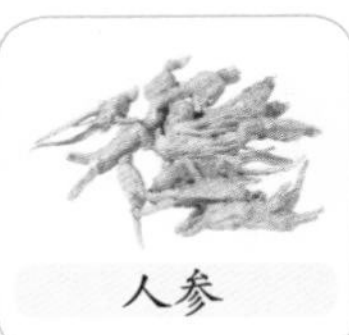
人参

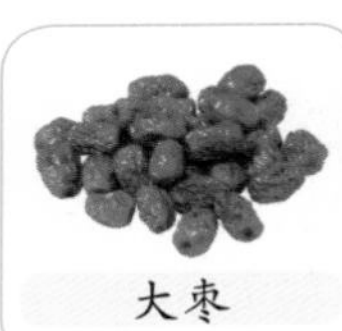
大枣

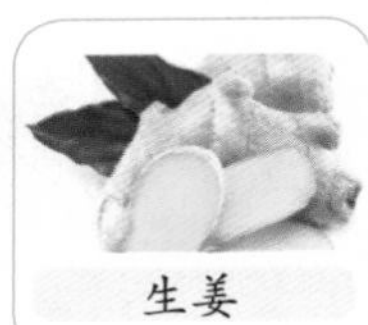
生姜

读书笔记

13. 金铃子散

《素问病机气宜保命集》方，有舒肝泄热、活血止痛之功效。主治肝气郁滞、气郁化火而致的胃脘胸胁疼痛，以及行经腹痛。

金铃子（川楝子去核用）、延胡索各60克。研末，每服6克，黄酒送下。

14. 附子粳米汤

《金匮要略》方，有温中散寒、降气止逆之功效。主治腹中寒气，症见雷鸣切痛、胸胁逆满、呕吐。

附子6克（炮），粳米15克，半夏12克，大枣10枚，甘草30克。水煎服。

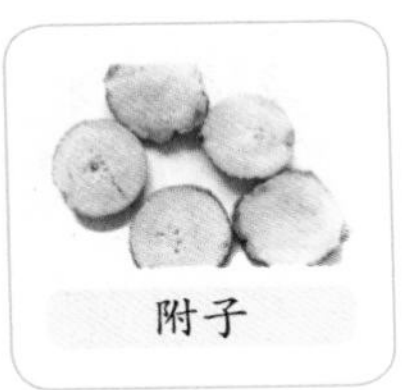
附子

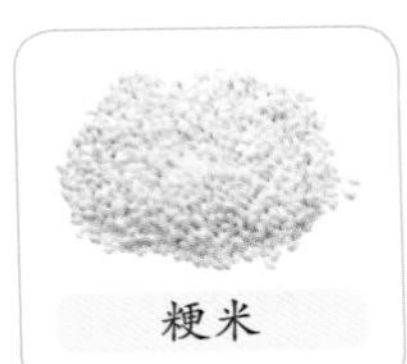
粳米

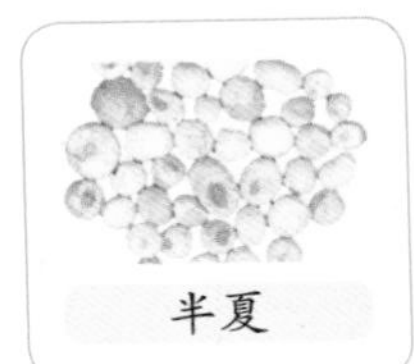
半夏

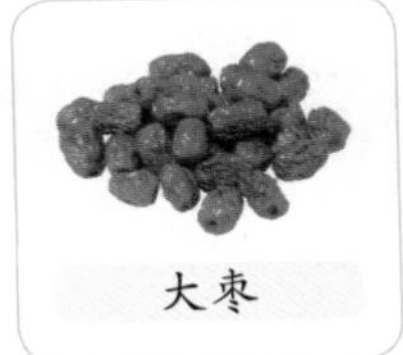
大枣

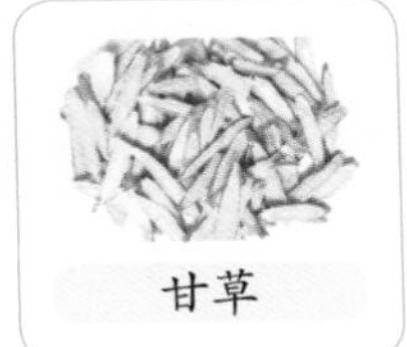
甘草

读书笔记

15. 厚朴三物汤

《伤寒论》方，有行气除满、去积通便之功效。主治气滞不行、积滞于内，症见脘腹胀满而痛、大便不通、苔腻而黄、脉沉实。

厚朴20克，大黄10克，枳实12克。水煎服。

厚朴

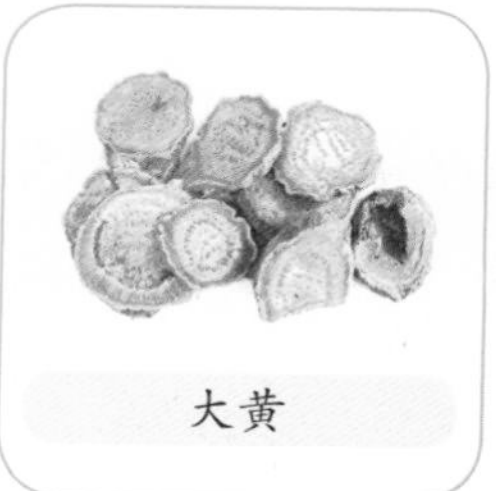
大黄

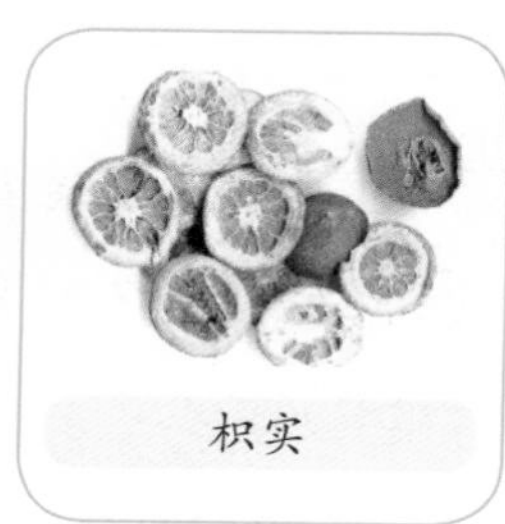
枳实

16. 厚朴七物汤

《金匮要略》方，有解肌发表、行气通便之功效。主治外感风邪，表证未解，里已成实，症见腹满时痛、大便不通、发热、脉浮而数者。

厚朴 15 克，甘草、桂枝各 6 克，大黄、枳实各 9 克，大枣 4 个，生姜 12 克。水煎服。

厚朴

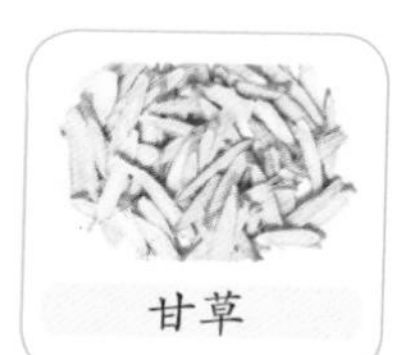
甘草

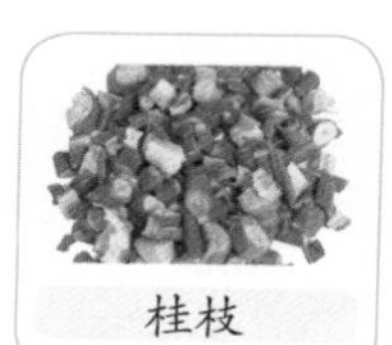
桂枝

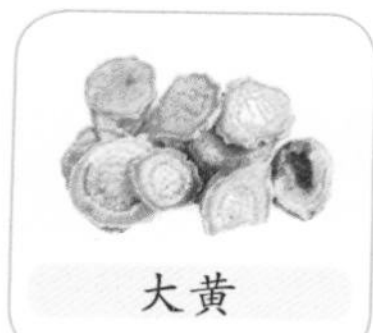
大黄

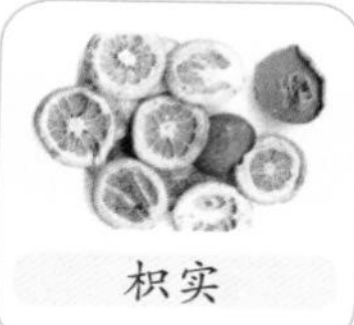
枳实

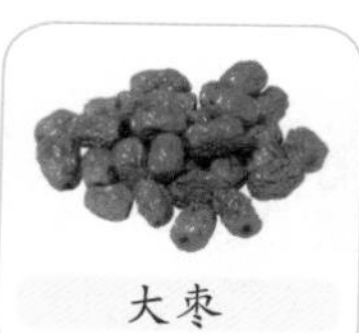
大枣

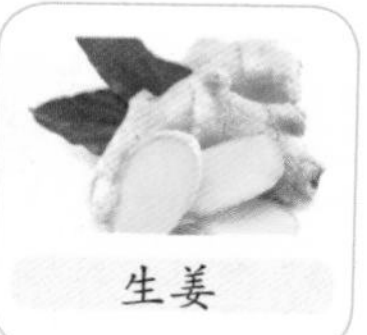
生姜

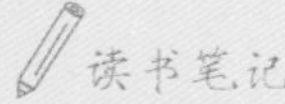
读书笔记

17. 大黄附子汤

《金匮要略》方，有温阳散寒、泻结行滞之功效。主治寒积里实，症见腹痛便秘、胁下偏痛、发热、手足厥逆、脉紧弦。

大黄、附子各 9 克，细辛 3 克。水煎服。

18. 乌头煎

《金匮要略》方，又名大乌头煎，有散寒止痛之功效。主治寒疝，症见绕脐腹痛、恶寒不欲食、发则冷汗出、手足厥冷、脉沉紧。

乌头大者5枚。水煎去滓，入蜂蜜2升，煎至水气尽，强者分三次服，弱者分四次服，日一次。

19. 当归生姜羊肉汤

《金匮要略》方，有温中补虚、祛寒止痛之功效。主治血虚致寒，产后腹痛，烦满不得卧。

当归9克，羊肉500克，生姜15克。水煎服。

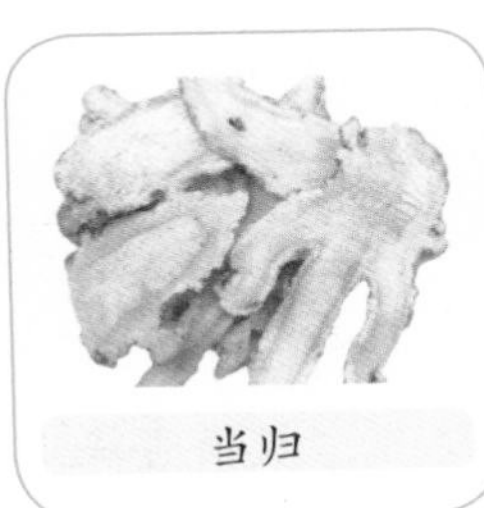
当归

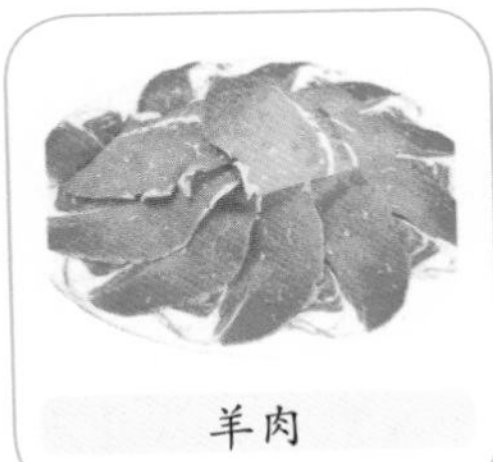
羊肉

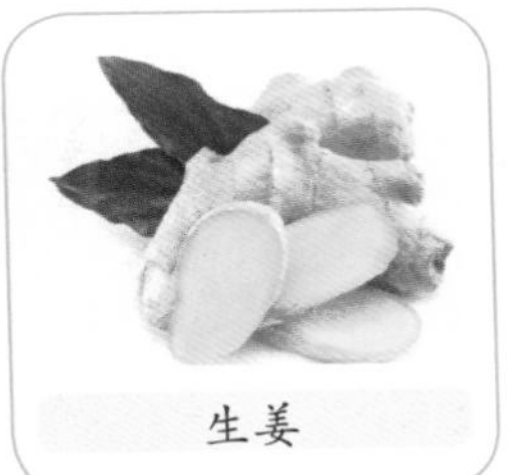
生姜

20. 瓜蒌薤白白酒汤

《金匮要略》方，有通阳散结、行气祛痰之功效。主治胸痹，症见胸中闷痛，甚或胸痛彻背、喘息咳嗽、短气、舌苔白腻、脉沉弦或紧。

瓜蒌30克(连皮子打)，薤白10克，黄酒适量。煎八分服，分二次温服(本方或加半夏，或加枳实，不能饮酒者可加桂枝)。

21. 枳实薤白桂枝汤

《金匮要略》方，有通阳散结、祛痰下气之功效。主

读书笔记

治胸痹，症见胸满而痛，甚或胸痛彻背、喘息咳唾、短气、气从胁下上抢心、舌苔白腻、脉沉弦或紧。

枳实、厚朴、瓜蒌各 12 克，薤白 9 克，桂枝 6 克。水煎服。

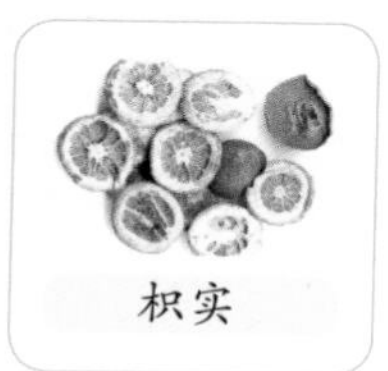
枳实

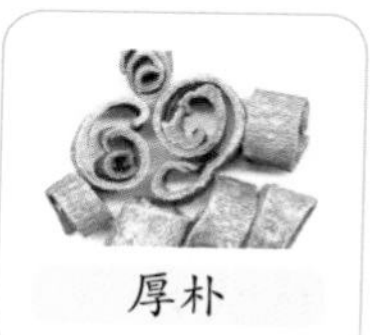
厚朴

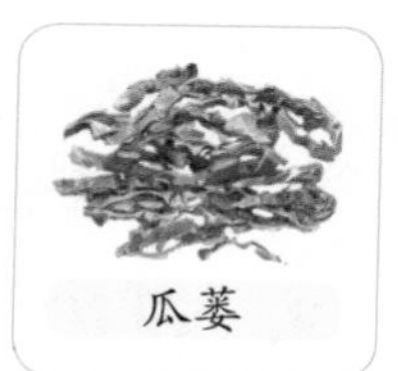
瓜蒌

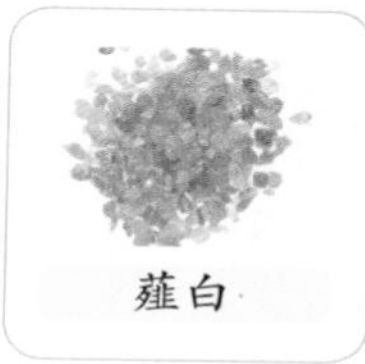
薤白

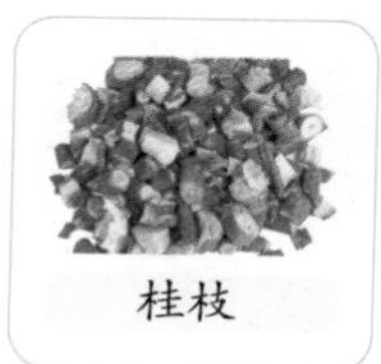
桂枝

22. 大建中汤

《金匮要略》方，有温中补虚、降逆止痛之功效。主治心胸中大寒痛，呕吐不能饮食，腹中寒气上冲，腹中有块，痛而不可触近。

川椒（微炒出汗）、人参各 10 克，干姜 15 克。水 2 盅，煎 1 盅，去渣，入胶饴 30 克，煎取八分，温服。

川椒

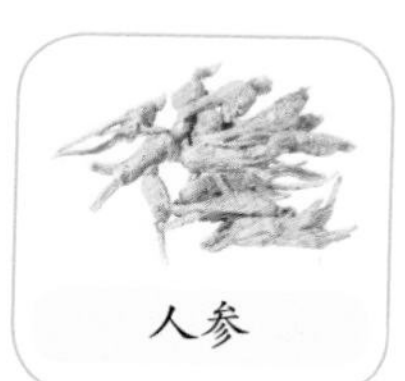
人参

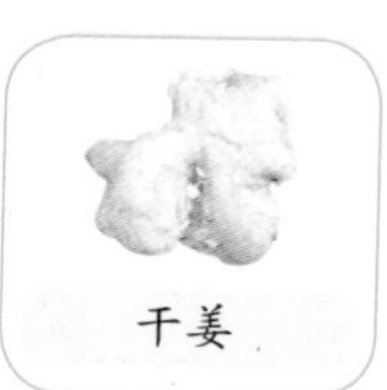
干姜

读书笔记

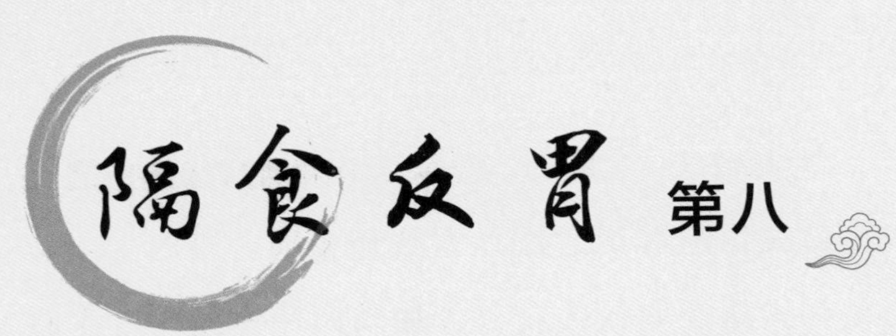

隔食反胃 第八

名家带你读

本篇指出隔食病与冲脉之气上逆有关，对症治疗用大半夏汤降逆润燥；指出反胃病因是脾胃虚寒，治疗可选用吴茱萸汤、独附丸、六君子汤之类，以温中助阳。

隔（gé）食病 津液干 **方书名膈者，以病在膈上是也。又名隔者，以食物不下而阻隔也。津液干枯为隔食病源。**

隔食病：又名噎膈、膈气、膈证。

胃脘闭 谷食难 **胃脘干枯闭小，水饮可行，食物难下。**

胃脘：胃的内腔。上口贲门部为上脘，中部为中脘，下口幽门部为下脘。

【白话译文】

隔食病是由胃中津液干枯、胃脘闭塞变小所致，其症状是食物下咽困难，不能入于胃肠。

读书笔记

胃脘

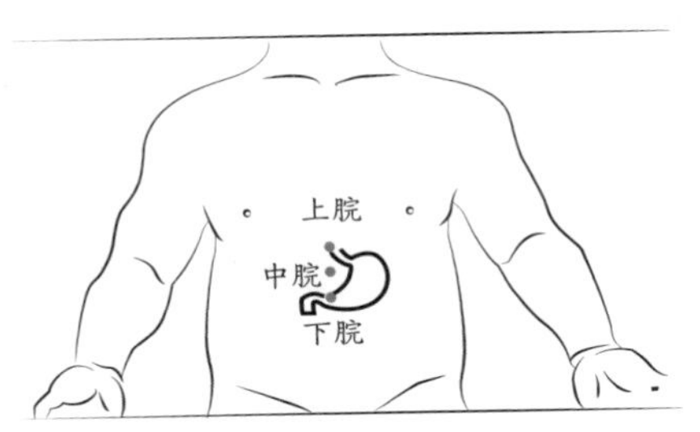

时贤：当时的名医。

坎：八卦之一，象征水，此处系指肾。

胃阴：胃中津液。

时贤法　左归餐　**赵养葵用大剂六味汤主之。高鼓峰仿赵养葵之法以六味加生地、当归主之。杨乘六用左归饮去茯苓，加当归、生地。以左归饮中有甘草引入阳明，开展胃阴。去茯苓者，恐其旁流入坎，不如专顾阳明之速效也。**

胃阴展　贲（bēn）门宽　**如膏如脂，叠积胃底，即胃阴也。久隔之人，则胃阴亡矣。高鼓峰云：治隔一阳明尽之，阳明者胃也。但使胃阴充拓，在上之贲门宽展，则食物入；在下之幽门、阑门滋润，则二便不闭，而隔症愈矣。**

启膈饮　理一般　**启膈饮亦是和胃养阴之意。但此方泄肺气之郁，彼方救肾水之枯，一阴一阳，宜择用之。**

【白话译文】

近代名医治疗隔食病所采用的方法，是让患者服用左归饮加减的方剂。左归饮滋补肾阴平肝降火，可使胃中津液充实，胃的上口贲门部位展开，这样食物就容易通下进入肠胃。启膈饮有滋阴润燥的功效，也是治疗隔食病的常用方法。治疗隔食用启膈饮与用左归饮其理相同，都是和胃养阴的意思。二方的区别在于，启膈饮排肺气之郁，左归饮救肾水之枯，一阴一阳，可以根据具体病情选择使用。

读书笔记

胃是五脏精气衰、旺的根本

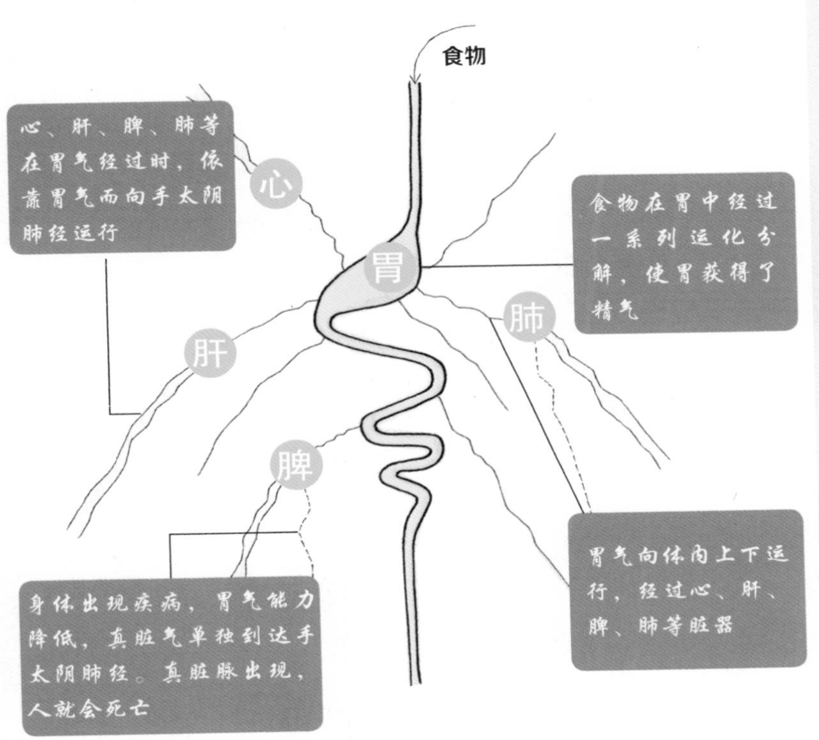

推至理　冲脉干　张石顽云：膈咽之间，交通之气不得降者，皆冲脉上行，逆气所作也。

冲脉：冲，有"冲要"之意，经脉自下而上。冲脉是奇经八脉之一。冲脉能调节十二经气血，故称为十二经脉之海。与生殖机能关系密切，冲、任脉盛，月经才能正常排泄，故又称血海。

干：侵犯，干扰。

大半夏　加蜜安　冲脉不治，取之阳明。仲景以半夏降冲脉之逆，即以白蜜润阳明之燥，加人参以生既亡之津液，用甘澜水以降逆上之水液。古圣之经方，惟仲景知用之。

金匮秘　仔细看　《金匮》明明用半夏，后人诸书，皆以半夏为戒。毁圣之说，倡自何人？君

子恶之！

【白话译文】

如进一步探讨隔食病产生的病因病机，还可知道隔食病与冲脉之气上逆有关。怎样才能平降冲脉的上逆之气呢？在《金匮要略》中，张仲景用大半夏汤加白蜜来治疗隔食病。这是《金匮要略》中治疗隔食病的秘诀，我们应该仔细地研究和探讨。

人体经络系统

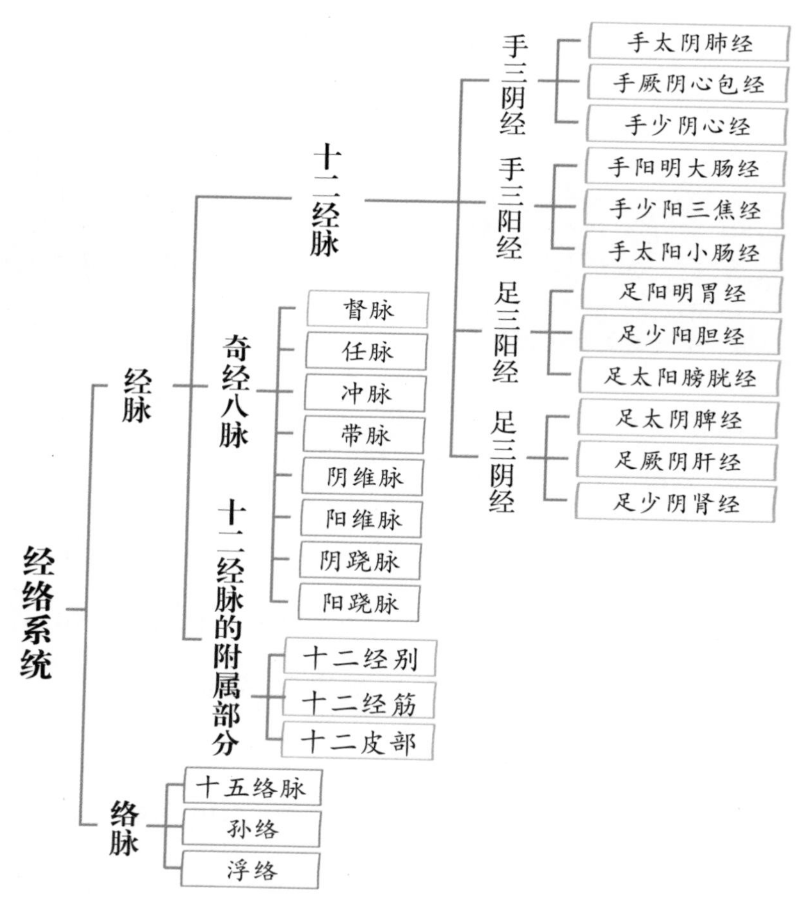

读书笔记

若反胃 实可叹 **食得入而良，入反出，名为反胃。**

反胃：中医病症名。又称胃反、翻胃，是指饮食入胃，停滞不化，良久反出的病症。

朝暮吐 分别看 **朝食暮吐，暮食朝吐，与隔食症宜分别而药之。**

【白话译文】

如果是得了反胃这种病，实在是令人叹息的。这种病的一个典型症状就是朝食暮吐，或暮食朝吐，应该与隔食病区别看待，不可混淆。

呕吐与反胃的鉴别

病名	病因病机	症状特点
反胃	脾胃虚寒，胃中无火，难于腐熟，食入不化	食饮入胃，滞停胃中，良久尽吐而出，吐后转舒
呕吐	邪气干扰，胃虚失和	实证：食入即吐，或不食亦吐，并无规律。 虚证：时吐时止，或干呕恶心，多吐出当日之食

乏火化 属虚寒 **王太仆云：食不得入，是有火也。食入反出，是无火也。此症属中焦，下焦火衰无疑。**

乏火化：反胃这种病的病因是中焦无火，就好像锅下无火，食物难以熟腐一样，不能消化食物。

吴萸饮 独附丸 **妙在吴萸镇厥阴逆气，配入甘温，令震坤合德，土木不害。生附子以百沸汤俟温，浸去盐，日换汤三次。三日外去皮，放地上，四面以砖围，外以炭火烧一时，则附子尽裂，**

乘热投于姜汁，又如法制之，大抵一斤附子配一斤姜汁，以姜汁干为度，研末蜜丸。以粟米稀粥，送下二钱。

六君类　俱神丹　**六君子汤加姜附及附子理中汤之类。**

【白话译文】

反胃的病因是胃中火气衰弱，不能消化食物，属于虚寒性病证。治疗应用温补脾胃法，可用吴茱萸汤、独附丸、六君子汤、附子理中汤等，这些都是有效方剂。

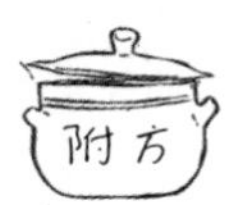

1. 六味汤

应为六味地黄汤，见虚痨附方，可改丸为汤。

2. 左归饮

见虚痨附方。

3. 启膈饮

《医学心悟》方，有滋阴润燥、启膈进食之功效。主治隔食病，症见咽食噎哽不顺、时发噎气或疼痛，或食入反出等。

川贝母5克，沙参、杵头糠、茯苓各6克，川郁金、砂仁壳、石菖蒲各3克，干荷蒂10克。水2杯，煎八分服。

读书笔记

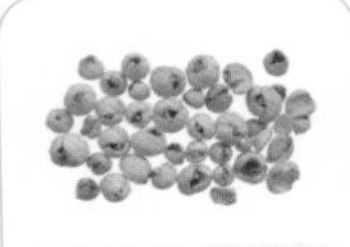
川贝母

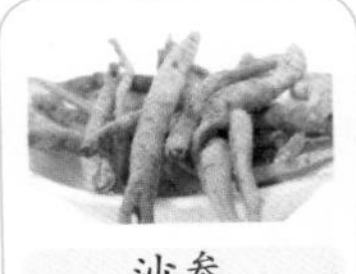
沙参

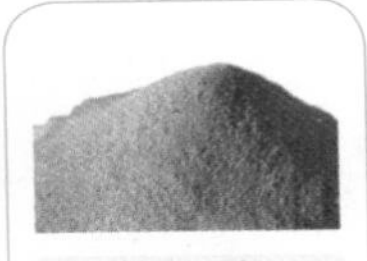
杵头糠

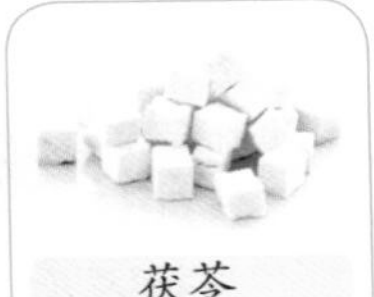
茯苓

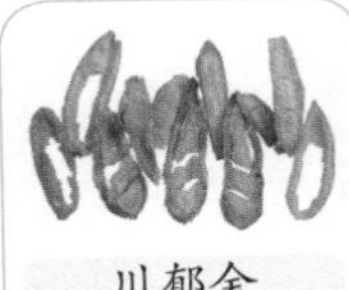
川郁金

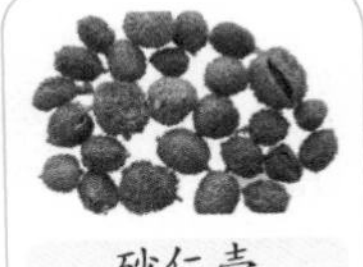
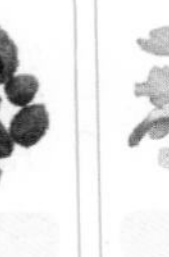
砂仁壳

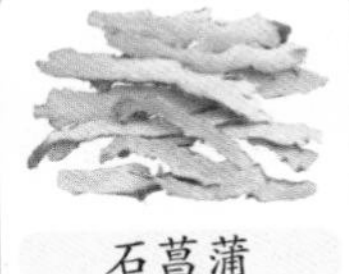
石菖蒲

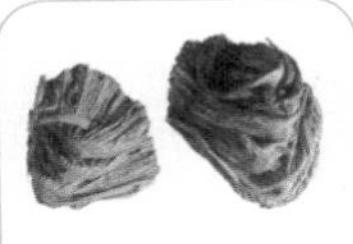
干荷蒂

4. 大半夏汤

《金匮要略》方，有和胃降逆、益气润燥之功效。主治反胃，朝食暮吐，或暮食朝吐，症见宿谷不化、吐后转舒、神疲乏力、面色少华、肢体羸弱、大便燥结如羊屎状、舌淡红、苔少、脉细弱。

人参 6 克，半夏 12 克。加蜂蜜适量，水煎服。

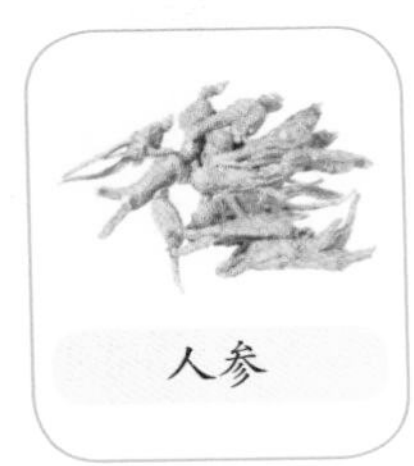
人参

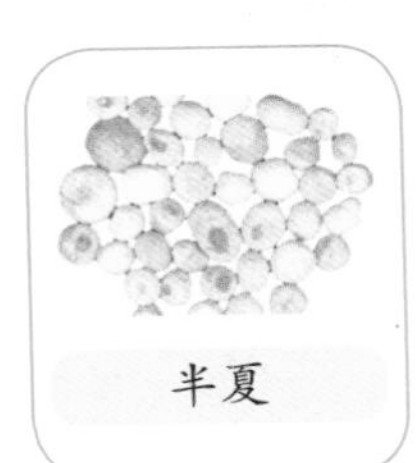
半夏

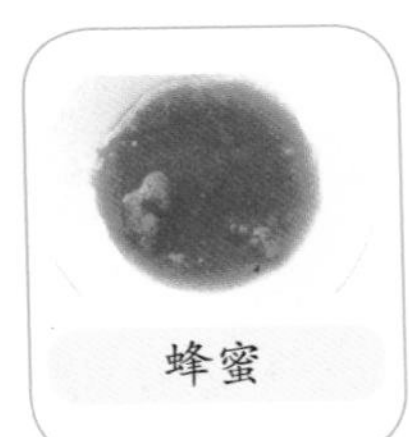
蜂蜜

读书笔记

5. 吴萸饮

即吴茱萸汤，见心腹痛胸痹附方。

6. 独附丸

治寒证呕吐。

附子 500 克（炮，趁热用），姜汁 500 毫升。拌干研细末，为蜜丸。每次服3～6克，用粟米稀粥送下。

7. 六君子汤

《妇人大全良方》方，有健脾止呕、燥湿化痰之功效。主治脾胃气虚而兼有痰湿，症见脘腹胀满、不思饮食、咳嗽痰多、色白质稀者。

人参、白术、茯苓、半夏各10克，陈皮、炙甘草各6克。加生姜5片、大枣2枚，水2杯，煎八分服。治反胃，宜加附子6克，丁香、藿香、砂仁各3克。

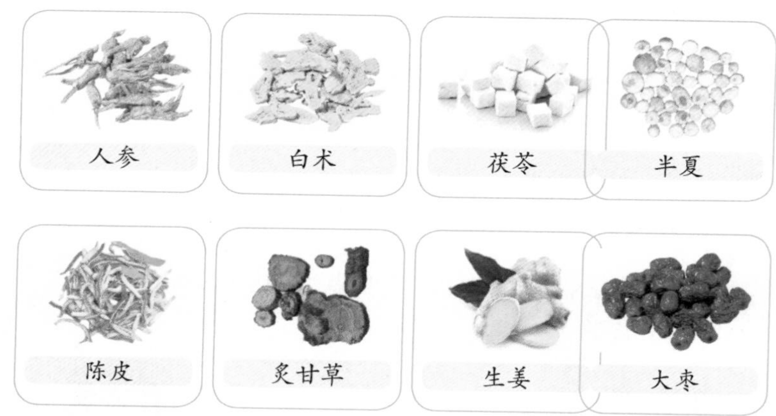

8. 附子理中汤

见疟疾附方。

读书笔记

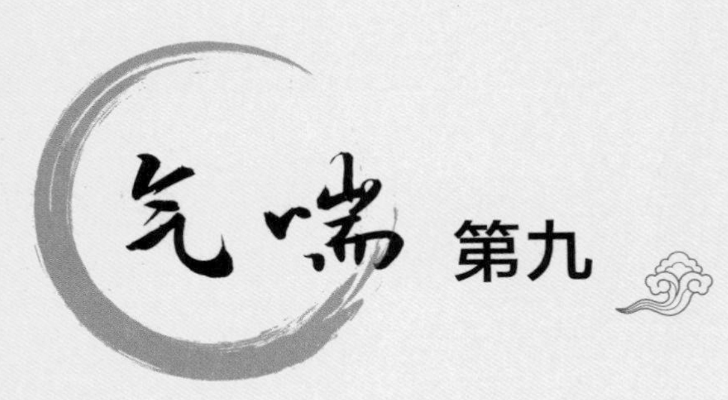

气喘第九

名家带你读

本篇提出气喘以气急而上奔为主症，临证当辨明病因，分别治之；论述了气喘的辨证论治规律。

喘促证　治分门　气急而上奔，宜分别而治之。

卤莽辈　只贞元　贞元饮是治血虚而气无所附，以此饮济之、缓之。方中熟地、当归之润，所以济之。甘草之甘，所以缓之。常服调养之剂，非急救之剂也。今医遇元气欲脱上奔之症，每用此饮，以速其危，良可浩叹！

阴霾（mái）盛　龙雷奔　喘证多属饮病。饮为阴邪，非离照当空，群阴焉能退避，若地黄之类，附和其阴，则阴霾冲逆肆空，饮邪滔天莫救，而龙雷之火，愈因以奔腾矣。

喘促证：又称气喘，是指呼吸急促，甚至张口抬肩而言。

阴霾：天空昏暗，刮大风，落沙土。这里比喻人体内水气充塞，阴寒之气太盛。

龙雷：肾脏里的虚火。

【白话译文】

治疗喘促证首先应辨明病因，分门别类，分辨是外感所致，还是内伤而成；是虚喘，还是实喘，然后给予不同的治疗。但现今一些鲁莽的医生，却只知道用贞元饮一个方子治疗气喘。贞元饮虽可治疗血虚气脱的喘证，但对于阴寒下盛、龙雷之火上腾的重症就显得症重药轻了，如此贻误病情，可致元气有散脱的危险。

实喘与虚喘的鉴别

临床表现	实喘	虚喘
呼吸	深长有余，呼出为快，气粗	短促难续，呼吸为快，气怯
声音	高大，伴有痰鸣咳嗽	低微，少有痰鸣咳嗽
舌脉	苔腻，数而有力	苔少，微弱或浮大中空
伴见症	面红身热，痰多黏稠，便秘	痰液清稀，畏风，潮热，神疲
病势	骤急	徐缓，时轻时重，遇劳即甚

痰饮：体内水液不得输化，停留或渗注于体内某一部位而发生的疾病。稠浊的称痰，清稀的称饮。

实喘者　痰饮援　**喘证之实者，风寒不解，有痰饮而为之援，则咳嗽甚而喘证作矣。**

葶（tíng）苈（lì）饮　十枣汤　**肺气实而气路闭塞为喘者，以葶苈大枣泻肺汤主之。咳嗽气喘、心下停饮、两胁满痛者，以十枣汤主之。**

藩：篱笆或屏障。

青龙辈　撤其藩（fān）　**此方解表，兼能利水，治内外合邪，以两撤之。**

【白话译文】

属于实证的气喘，多由外感风寒不解、体内素有痰饮引发。治实喘气道闭塞可用葶苈大枣泻肺汤下气平喘，若心下停饮、两胁满痛，可用十枣汤攻逐水饮。小青龙汤既可以解表，又可以利水，能把困于体表的风寒和体内的水饮一齐排除掉，如同撤掉藩篱一般。

虚喘者 补而温 **虚喘气促，不能接续，脉虚细无力，温补二字宜串看。有以温为补者，有以补为温者，切不可走于贞元一路，留滞痰涎也。**

桂苓类 肾气论 **仲景云：气短有微饮者，宜从小便去之，桂苓术甘汤主之，肾气丸亦主之。**

平冲逆 泄奔豚（tún） **冲气上逆，宜小半夏加茯苓汤以降之。奔豚症初起，脐下动气，久则上逆冲心，宜茯苓桂枝甘草大枣汤以安之。**

真武剂 治其源 **经云：其标在肺，其本在肾。真武汤为治喘之源也。**

【白话译文】

虚喘的治疗，应该用补益肺肾和温化痰饮的方法治疗，轻症可用苓桂术甘汤健脾利水；重症可用肾气丸温化痰饮。水饮上逆的宜用小半夏加茯苓汤平降冲逆；奔豚初起，感到脐下有动气，宜用茯苓桂枝甘草大枣汤温泄奔豚。喘证的发生，究其根本还是水饮内阻、阳气不化所致，真武汤则是治疗气喘的治本方剂。

虚喘：气喘缘于正气虚者。多因禀赋不足，或大病之后，真元耗损，致脏气虚衰，肺气失主，肾不纳气。一般起病较缓，病程较长，以呼吸短促、语声低微、动则气喘为主要症状。

奔豚：古病名。出自《灵枢·邪气脏腑病形》。症见自觉有气自小腹部发出，经胸部向咽喉一阵阵冲撞，腹部绞痛，并伴有幻听、幻视、语言荒诞等。女性多患之。

读书笔记

气喘病因病机

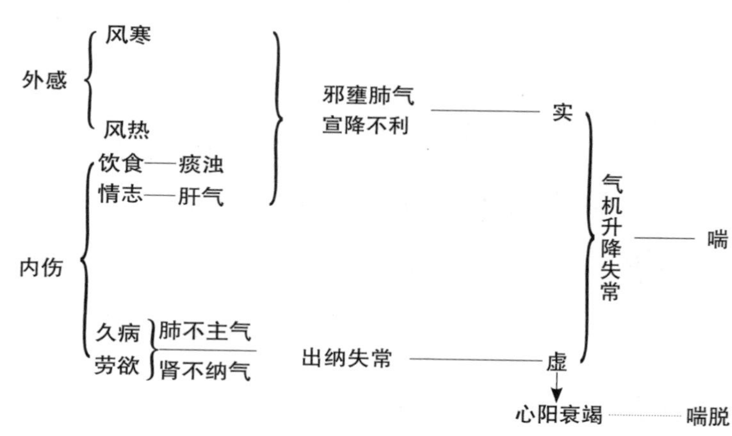

金水母：在中医的五行学说中，以金代表肺，以水代表肾，以土代表脾，以木代表肝，以火代表心。按照五行相生理论：木生火、火生土、土生金、金生水、水生木，所以说金为水母，也就是说肺为肾之母。

金水母　主诸坤　**肺属金而主上，肾属水而主下，虚喘为天水不交之危候，治病当求其本。须知天水一气，而位乎天水之中者，坤土也。况乎土为金母，金为水母，危笃之症，必以脾胃为主。**

六君子　妙难言　**六君子汤加五味、干姜、北细辛，为治喘神剂。面肿加杏仁，面热如醉加大黄。此法时师闻之，莫不惊骇，能读《金匮》者，始知予言之不谬也。**

他标剂　忘本根　**唯黑锡丹镇纳元气，为喘证必用之剂。此外如苏子降气汤、定喘汤及沉香黑锡丹之类，皆是害人之物。**

【白话译文】

肺属金，主水之上源；肾属水，主水之下源。脾土是肺金之母，肺金又是肾水之母；所以调补脾胃就显得更加重要。六君子汤补脾益气，是治疗虚喘证的重要方剂，在此基础上加五味子、干姜、细辛，有难以形容的妙处。至于其他一些治标的方剂，如苏子降气汤、定喘汤等，都不是治本之方，不可久用。

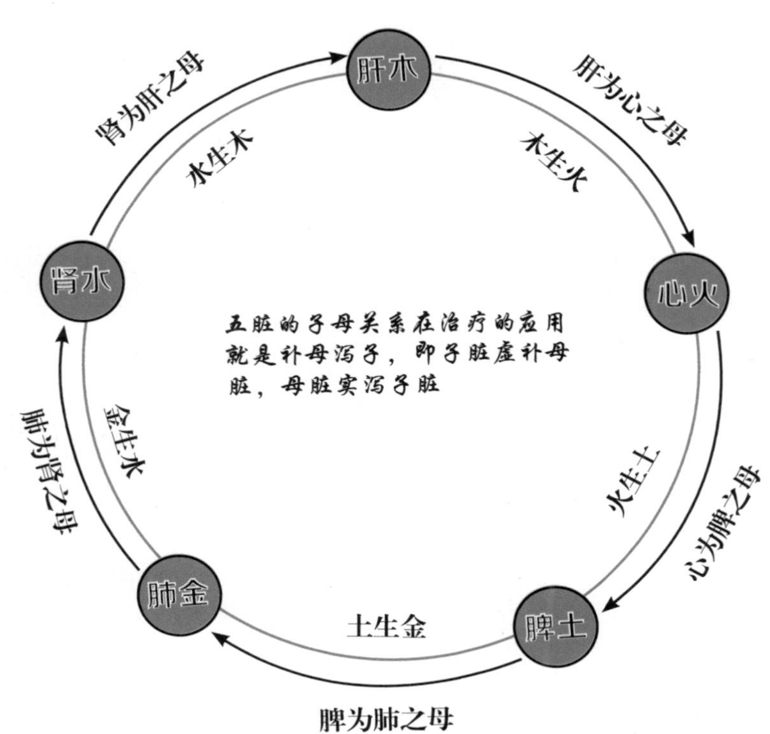

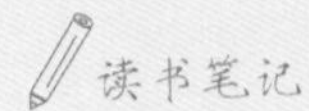

1. 贞元饮

《景岳全书》方，有滋补肝肾之功效。主治肝肾亏损，症见气短似虚、呼吸急促、气道噎塞、势剧垂危者。亦治血虚气喘（女性多有此证）。

熟地黄15克，当归10克，炙甘草6克。水煎，分3次服。

2. 葶苈大枣泻肺汤

《金匮要略》方，有泻肺行水、下气平喘之功效。治痰涎壅盛，咳喘胸满，不得平卧，以及面目水肿、胸胁支饮等。

葶苈子9克（隔纸炒研如泥）。水1杯半，大枣12枚，煎七分，加入葶苈泥服之。

3. 十枣汤

见心腹痛胸痹附方。

4. 小青龙汤

见咳嗽附方。

5. 桂苓术甘汤

即苓桂术甘汤，《伤寒论》方，有温阳化饮、健脾利湿之功效。主治痰饮病，症见头目眩晕、短气而咳、心悸、胸胁胀满、舌苔白滑且较厚、脉沉弦或沉滑、沉紧。

茯苓12克，白术、桂枝各6克，炙甘草5克。水2杯，煎八分服。

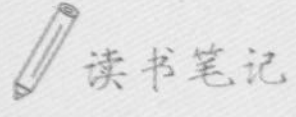

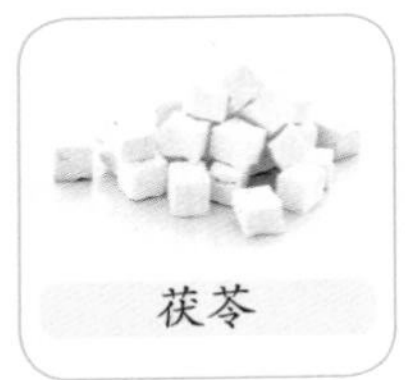
茯苓

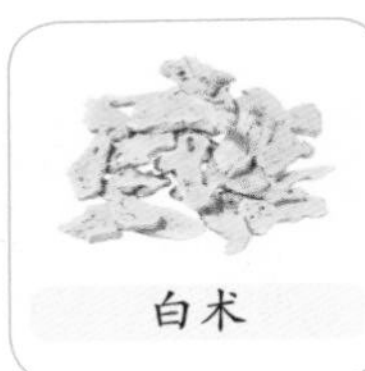
白术

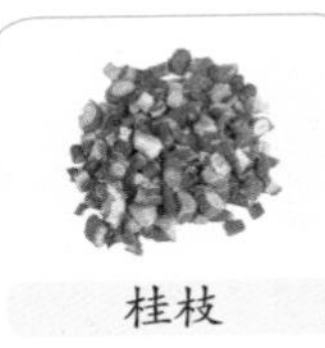
桂枝

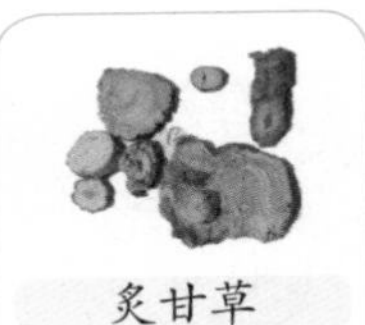
炙甘草

6. 肾气丸

见虚痨附方。

7. 小半夏加茯苓汤

《金匮要略》方，有行水消痞、降逆止呕之功效。主治膈间有水，症见突然呕吐、心下痞满、头眩心悸、口不渴等。

半夏12克，生姜20克，茯苓20克。水2杯，煎八分温服。

8. 茯苓桂枝甘草大枣汤

《伤寒论》方，有温阳利水、平降冲逆之功效。主治心阳不足、水气妄动、气喘脐下动气、欲作奔豚。

茯苓20克，桂枝、炙甘草各10克，大枣4枚。水煎温服。

9. 真武汤

《伤寒论》方，有温阳利水之功效。主治脾肾阳衰，水气内停，症见小便不利、四肢沉重疼痛、腹痛下利，或肢体浮肿、苔白不渴。太阳病发汗，汗出不解，其人仍发热，心下悸，头眩身瞤动，振振欲擗地者。

茯苓、白芍、生姜（切）各9克，白术6克，炮附子5克。上五味，以水800毫升，煮取300毫升，去滓，每次温服100毫升，日三服。

10. 六君子汤

见隔食反胃附方。

11. 黑锡丹

《太平惠民和剂局方》方，有温壮下元、镇纳浮阳之功效。主治真阳不足，肾不纳气，浊阴上泛，上实下虚，痰壅胸中，上气喘促；奔豚，气从小腹上冲胸中等。

沉香、炮附子、胡芦巴、小茴香、补骨脂、肉豆蔻、木香、金铃子、阳起石各90克，肉桂15克，黑锡、硫黄各60克。

读书笔记

每服3～9克，温开水送下。

12. 苏子降气汤

《太平惠民和剂局方》方，有降气平喘、祛痰止咳之功效。主治上实下虚所致的喘咳，症见痰涎壅盛、喘咳短气、胸膈满闷，或腰疼脚软，或肢体水肿、舌苔白滑或白腻、脉弦滑。

紫苏子、半夏、陈皮各9克，当归、甘草、前胡、厚朴各6克，肉桂3克。加生姜2片，大枣1个，紫苏叶5片，水煎服。

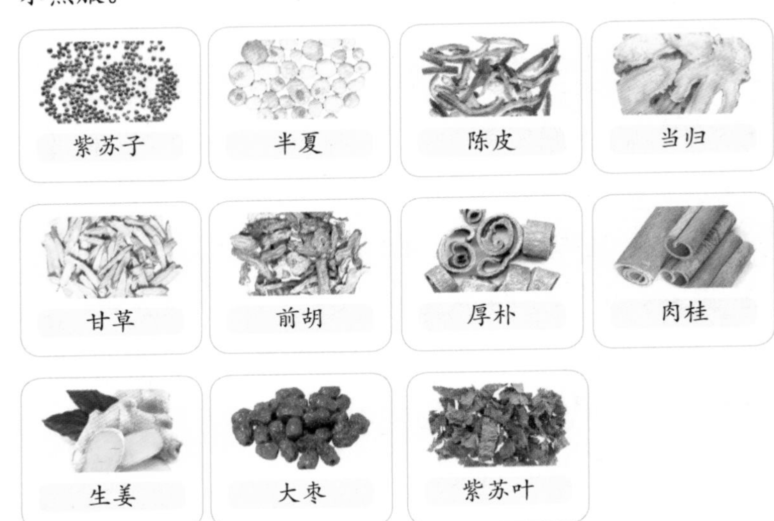

读书笔记

13. 定喘汤

《摄生众妙方》方，有宣肺降气、祛痰平喘之功效。主治风寒外束、痰热内蕴之哮喘，症见哮喘咳嗽、痰多气急、痰稠色黄，或有微恶风寒、舌苔黄腻、脉滑数。

白果、麻黄、款冬花、杏仁、半夏各9克，紫苏子、桑白皮、黄芩各6克，甘草3克。水煎服。

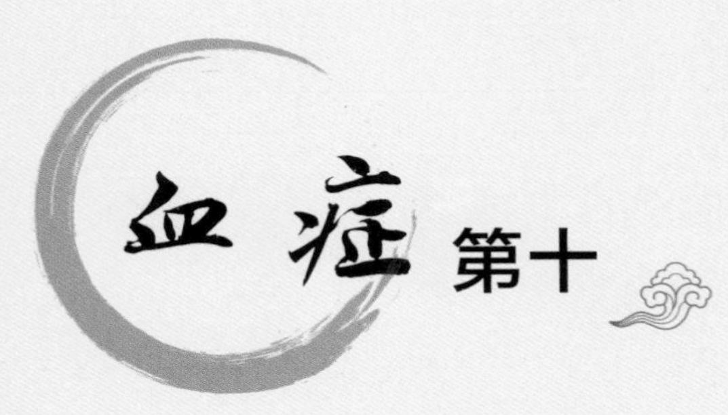

血症第十

名家带你读

本篇论述了血液的生理病理及血症的辨治规律。分析了血液的生成与作用；总结了血症的病因为外感六淫、内伤七情，论述了血症的辨治规律。

血之道　化中焦　《内经》曰：**中焦受气取汁，变化而赤，是谓血。**

中焦：脾胃，具有消化吸收功能，能吸收饮食中的养分化生为血。

本冲任　中溉浇　**血之流溢，半随冲任而行于经络。**

冲任：冲脉和任脉。

温肌腠　外逍遥　**血之流溢，半散于脉外而充肌腠皮毛。**

肌腠：肌指肌肉，腠即腠理，也就是皮肤与肌肉的交接之处。

【白话译文】

血液生成的道理，是中焦脾胃吸取水谷精气，然后变化为红色液体。血液生成后一方面随着冲脉和任脉流行于经络，人体内部各脏腑器官得到灌溉和营养；另一方面通过脉络散行于人体外表，肌肉和皮肤得到滋养，从而抵御病邪侵袭。

血液的生成

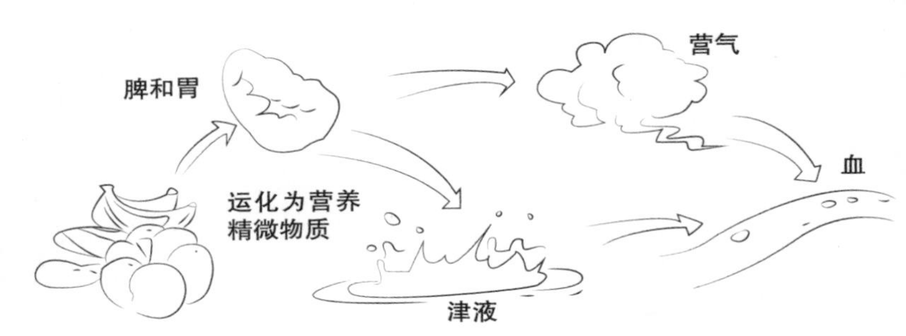

六淫：中医学外来病因之一，即风、寒、暑、湿、燥、火六种外来的邪气。

麻芍条：麻黄人参芍药汤。

六淫逼 经道摇 **六淫者，风、寒、暑、湿、燥、火也。经，常也。道，路也。言血所常行之路也，外邪伤之则摇动。**

宜表散 麻芍条 **外伤宜表散。东垣治一人内蕴虚热，外感大寒而吐血。法仲景麻黄汤加补剂，名麻黄人参芍药汤，一服而愈。**

【白话译文】

人体遭受六种外邪（风、寒、暑、湿、燥、火）的侵袭，就会扰乱血液的正常运行。这时应该使用发汗解表的方法，使邪气从表而解，李杲的麻黄人参芍药汤就是一个解表宁血的有效方剂。

读书笔记

六气与六淫

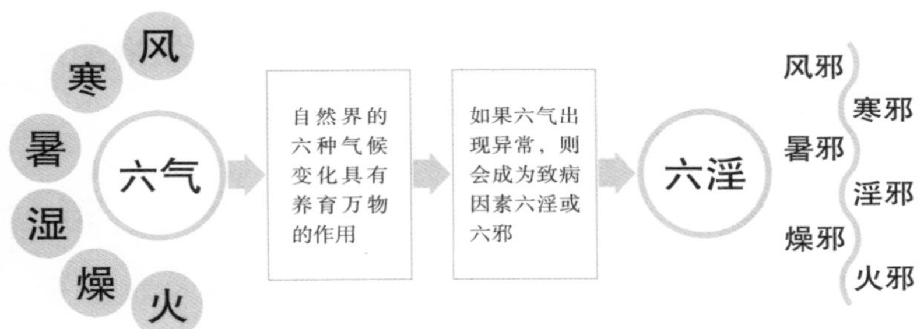

七情病 溢如潮 **七情者，喜、怒、哀、惧、爱、恶、欲也。七情之动，出于五志。医书恒谓五脏各有火，五志激之则火动，火动则血随火而溢。然五志受伤既久，则火为虚火，宜以甘温之法治之。**

【白话译文】

七情过激可导致郁而化火，血随火动而外溢，引起大量的失血，好像潮水上涌一样。

引导法 草姜调 **甘草干姜汤，如神，或加五味子二钱。火盛者，加干桑皮三钱、小麦一两。时医因归脾汤有引血归脾之说，谓引血归脾即是归经。试问脾有多大，能容离经之血成斗成盆，尽返而归于内而不裂破乎？市医固无论矣，而以名医自负者，亦蹈此弊，实可痛恨！**

引导：引导血流，使其回到正常运行的道路中去。

温摄：用温补药物达到收摄止血的目的。

温摄法　理中超　**理中汤，加木香、当归煎服。凡吐血服凉药及滋润益甚，外有寒冷之象者，是阳虚阴走也，必用此方。血得暖则循行经络矣。此法出《仁斋直指》。**

凉泻：用寒凉性药物来泻热消瘀。

凉泻法　令瘀销　**火势盛，脉洪有力，寒凉之剂原不可废。但今人于血症，每用藕节、黑栀（zhī）、白芨、旧墨之类以止涩之，致留瘀不散，以为咳嗽虚痨之基。《金匮》泻心汤，大黄倍于芩连，为寒以行瘀法。柏叶汤治吐不止，为温以行瘀法。二方为一温一寒之对子。**

【白话译文】

治疗出血证还有一种引导的方法，使血液回到正常运行的道路中去，方用甘草干姜汤。对于气虚不能统摄血液所致的出血，采用温补固摄的治疗方法，方用理中汤加味，血液得温暖则可在经络中正常循经而行。对于热邪炽盛迫血妄行的出血证，治疗应用清热凉血、活血化瘀的方法以止血，《金匮要略》中的泻心汤大黄用量大于黄芩、黄连，即可使瘀血消散而不致积瘀成痨。

近血：排便之前出血的便血。

赤豆散　下血标　**粪前下血为近血，《金匮》用当归赤小豆散。**

远血：先排便后出血的便血。

若黄土　实翘（qiào）翘　**粪后下血为远血，**

《金匮》用黄土汤。

一切血 此方饶 黄土汤，不独粪后下血方也。凡吐血、衄血、大便血、小便血、妇人血崩及血痢久不止，可以统治之。以此方暖中宫土脏，又以寒热之品互佐之，步步合法也。五脏有血，六腑无血。观剖诸兽腹心下夹脊，包络中多血，肝内多血，心、脾、肺、肾中各有血，六腑无血。近时以吐血多者，谓为吐胃血，皆耳食昔医之误，凡吐五脏血必死。若吐血、衄（nǜ）血、下血，皆是经络散行之血也。

饶：多，此处指黄土汤的用途广泛。

【白话译文】

在大便前出血的病证称为近血，当归赤小豆散渗湿清热、祛瘀生新，是一个治疗大便前出血的标准方子。先大便后出血，多是脾气虚寒不能统摄血液所致，《金匮要略》的黄土汤温脾摄血，是一个治疗先大便后出血的非常好的处方。另外，黄土汤温而不燥，寒热互佐，所以凡吐血、衄血、大便出血、小便出血、妇人血崩、血痢久而不止等一切失血证，都可加减使用，用途十分广泛。

读书笔记

1. 麻黄人参芍药汤

《脾胃论》方，有散寒解表、益气养血之功效。主治气阴两虚，外感风寒，而见吐血、衄血者。

桂枝10克，麻黄、黄芪、炙甘草、白芍、人参、麦冬各6克，五味子、当归各3克。水煎温服。

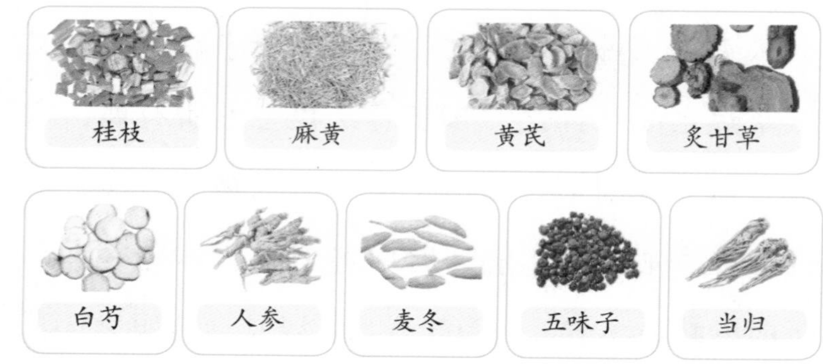

2. 甘草干姜汤

《伤寒论》方，有温中回阳之功效。主治伤寒误汗亡阳，症见四肢厥逆、咽干、烦躁、吐逆，以及肺痿、唾涎沫、遗尿等。

炙甘草12克，炮干姜10克。水2杯，煎八分服。

3. 理中汤

见心腹痛胸痹附方。

读书笔记

4. 泻心汤

《金匮要略》方，有泻火解毒、燥湿泄热之功效。主治邪火内炽，迫血妄行，吐血，衄血，便秘溲赤；三焦积热，眼目赤肿，口舌生疮，心胸烦闷，大便秘结；湿热黄疸，胸中烦热痞满，舌苔黄腻，脉数实者。

大黄6克，黄连、黄芩各3克。水煎服。

5. 柏叶汤

《金匮要略》方，有温中止血之功效。治脾阳不足、脾不统血之吐血。

柏叶、干姜各9克，艾叶3把。加马通汁1升，水煎服。

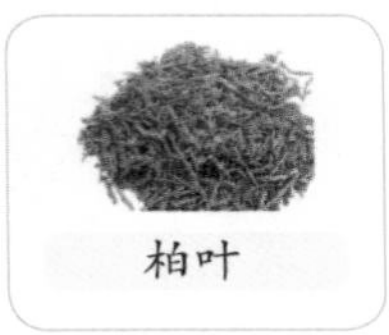
柏叶

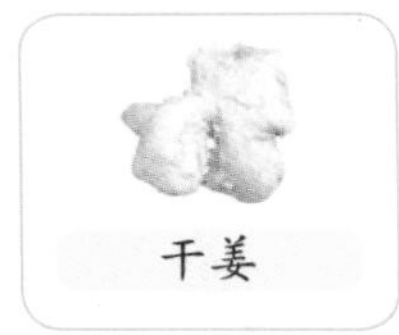
干姜

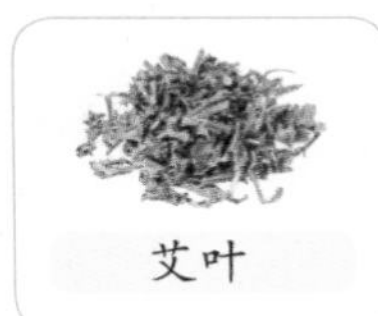
艾叶

6. 当归赤小豆散

《金匮要略》方，又名赤小豆当归散，有清热利湿、和营解毒之功效。主治湿热下注、大便下血、先血后便者。

赤小豆30克，当归10克。共研细末，每服6克，浆水（洗米水，3日后有酸味者）送下。

7. 黄土汤

《金匮要略》方，有温阳健脾、养血止血之功效。主治大便下血，先便后血，或呕血、衄血，以及妇人崩漏，血色暗淡，四肢不温，面色萎黄，舌淡苔白，脉沉细无力。

灶心黄土30克，生地黄、黄芩、甘草、阿胶、白术、炮附子各6克。水3杯，煎八分服。

读书笔记

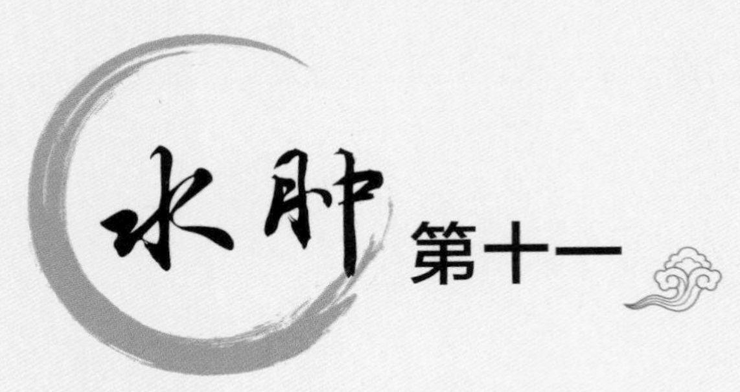

水肿 第十一

名家带你读

本篇提出水肿分为阴水、阳水两类；分析了治水肿的通用方；指出《金匮要略》将水肿病分为风水、正水、皮水、石水、黄汗 5 种，并推崇其所载越婢汤等治水肿 12 方。

水肿病：感受外邪，饮食失调，或劳倦过度等，致使肺失宣降，脾失健运，肾失开合，膀胱气化失常，导致体内水液潴留，泛滥肌肤，以头面、眼睑、四肢、腹背，甚至全身浮肿为临床特征的一类病症。

水肿病　有阴阳　**肿，皮肤肿大。初起目下有形如卧蚕，后渐及于一身，按之即起为水肿，按之陷而不起为气肿。景岳以即起为气，不起为水，究之气行水即行，水滞气亦滞，可以分，可以不必分也。只以阴水、阳水为分别。**

便清利　阴水殃（yāng）　**小便自利，口不渴属寒，为阴水。**

便短缩　阳水伤　**小便短缩，口渴属热，为阳水。**

【白话译文】

水肿病有阴水和阳水之分。小便颜色清淡而畅利，属于寒证，为阴水；小便颜色黄赤而短少，属于热证，为阳水。

引起水肿病的原因

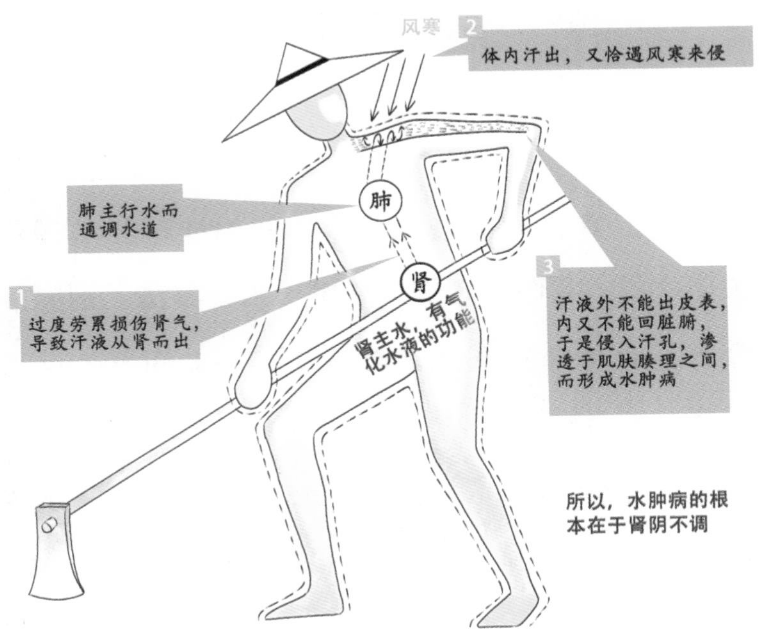

五皮饮　元化方　**以皮治皮，不伤中气。方出华元化《中藏经》。**

阳水盛　加通防　**五皮饮加木通、防已、赤小豆之类。**

阴水盛　加桂姜　**五皮饮加干姜、肉桂、附子之类。**

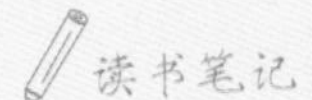

知实肿 萝枳（zhǐ）商 **知者，真知其病情，而无两可之见。壮年肿病，骤起脉实者，加萝卜子、枳实之类。**

知虚肿 参术良 **老弱病久，肿渐成，脉虚者，加人参、白术之类。**

兼喘促 真武汤 **肿甚、小便不利、气喘、尺脉虚者，宜真武汤暖土行水。间用桂苓甘术汤化太阳之气，守服十余剂。继用导水茯苓汤二剂愈。今人只重加味肾气丸，而不知其补助阴气，反溢水邪，不可轻服也。**

从俗好 别低昂 **以上诸法，皆从俗也。然从俗中而不逾先民之矩矱，亦可以救人。**

【白话译文】

五皮饮是华佗《中藏经》中所载的处方，功能为理气健脾、利水消肿，是治疗水肿的通用方，各类水肿都可以在此方的基础上加减使用。如治疗阳水，可加木通、防己、赤小豆之类以利水消肿；如治疗阴水，可加干姜、肉桂、附子之类以温阳化气、行水消肿；如诊断为实性水肿，可加入萝卜子、枳实之类以行气利水消肿；如诊断为虚性水肿，可加入人参、白术之类，以益气健脾消肿。如果水肿严重，兼见气喘、小便不利，则须用温阳利水的真武汤。以上都是通行的治法，均符合治疗水肿病的法则，但与《金

读书笔记

匮要略》里所讲的理论和方剂比较一下，就能分出高低上下来了。

五水辨 金匮详 **病有从外感而成者，名风水。病从外感而成，其邪已渗入于皮，不在表而在里者，名皮水。病有不因于风，由三阴结而成水者，名正水。病有阴邪多而沉于下者，名石水。病有因风因水伤心郁热，名黄汗。《金匮》最详，熟读全书，自得其旨，否则卤莽误事耳。药方中精义颇详，宜细玩之。**

补天手 十二方 **越婢（bì）汤、防己茯苓汤、越婢加白术汤、甘草麻黄汤、麻黄附子汤、杏子汤、蒲灰散、芪芍桂酒汤、桂枝加黄芪汤、桂甘姜枣麻辛附子汤、枳术汤、附方《外台》防己黄芪汤。**

肩斯道 勿炎凉 **群言淆（xiáo）乱衷于圣，以斯道为己任，勿与世为浮沉，余有厚望焉。**

五水：根据病因病机及临床表现对水肿病的分类，即风水、皮水、正水、石水、黄汗。

肩斯道：肩是担负、承担；斯道，指医疗学术。

炎凉：指热和冷，在这里比喻一个人没有正确的见解，只是跟着他人跑。

读书笔记

【白话译文】

张仲景在《金匮要略》中把水肿病分为风水、皮水、正水、石水、黄汗 5 种，同时记载了 12 个疗效很好的处方。肩负救死扶伤责任的医生，切不可随波逐流，而不去深入研究《金匮要略》中记载的这些经验良方。

1. 五皮饮

《太平惠民和剂局方》方，有利水消肿、理气健脾之功效。主治皮水、脾虚湿盛，症见肢体沉重、周身水肿、上气喘急、小便不利、心腹胀满、舌苔白腻、脉沉缓等。

大腹皮（酒洗）、桑白皮（生）各 12 克，茯苓皮 10 克，陈皮 9 克，生姜皮 3 克。水煎服。

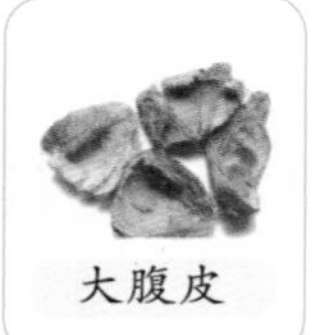
大腹皮

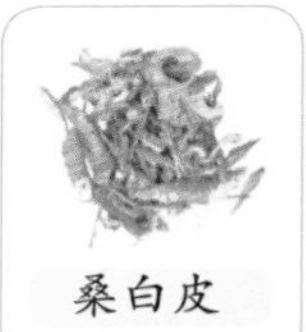
桑白皮

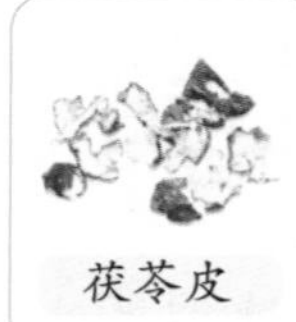
茯苓皮

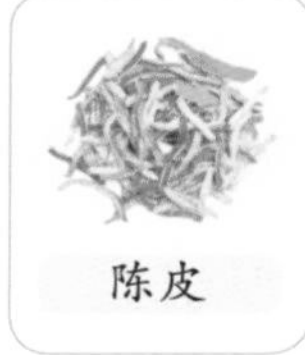
陈皮

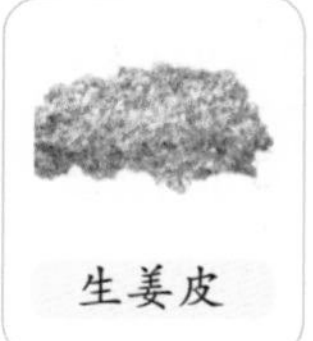
生姜皮

读书笔记

2. 真武汤

见气喘附方。

3. 桂苓甘术汤

即苓桂术甘汤，见气喘附方。

4. 导水茯苓汤

《普济方》引《德生堂方》，有理气行滞、利水除湿之功效。主治水肿，症见头面手足遍身肿如烂瓜之状，手按而塌陷，手起应手而高突，喘满倚坐不得息、不能转侧、不能平卧，饮食不下，小便短涩、溺痛如割，大便绝少，虽有亦如黑豆汁。

泽泻、赤茯苓、麦冬、白术各60克，桑白皮、紫苏、槟榔、木瓜各30克，大腹皮、陈皮、砂仁、木香各22.5克。每服30～60克，水2杯，灯心草30根，煎八分，食远服。如病重者可用药60克，又加麦冬及灯心草各15克，以水一斗，于砂锅内熬至一大碗。再下小锅内，煎至一盅。五更空腹服。

5. 加味肾气丸

《济生方》方，又名济生肾气丸、资生肾气丸，有温肾化气、利水消肿之功效。主治肾虚腰重、脚肿、小便不利。

炮附子2个，茯苓、泽泻、山茱萸、炒山药、车前子（酒蒸）、牡丹皮各30克，官桂、川牛膝（酒浸）、熟地黄各15克。为细末，炼蜜为丸，梧桐子大，每服70丸，空腹米饮送下。

6. 越婢汤

《金匮要略》方，有宣肺清热、疏散水湿之功效。主治风水恶风，症见一身面目悉肿、微热汗出、脉浮。

麻黄、甘草各6克，石膏30克，生姜3片，大枣5枚。水煎服。恶风者，加附子3克；风水，加白术6克。

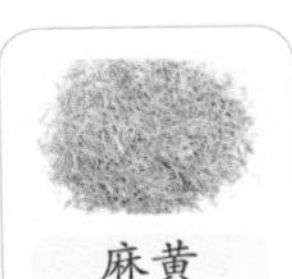
麻黄

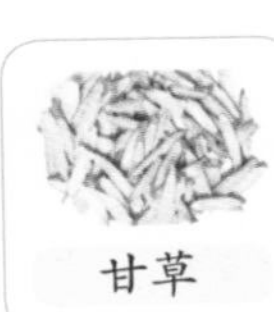
甘草

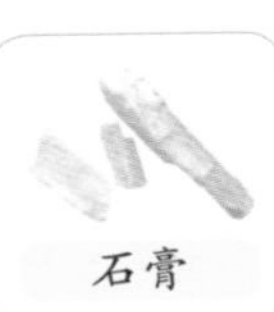
石膏

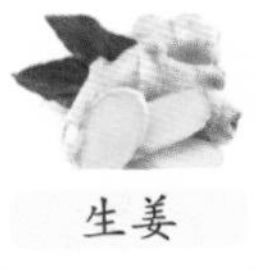
生姜

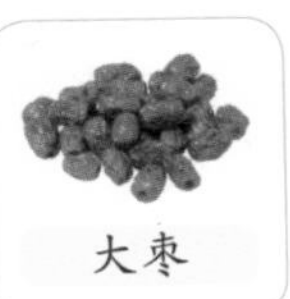
大枣

读书笔记

7. 防已茯苓汤

《金匮要略》方，有益气通阳利水之功效。主治皮水，症见四肢水肿、按之没指，腹胀如鼓，小便不利，不恶风，脉浮者。

防己、桂枝、黄芪各9克，茯苓18克，炙甘草3克。水煎服。

8. 越婢加白术汤

《金匮要略》方，有疏风泄热、发汗利水之功效。主治里水，症见一身面目黄肿、小便不利、脉沉。

处方组成即越婢汤加白术12克。

9. 甘草麻黄汤

《金匮要略》方，有调节里水之功效。主治里水，症见面目黄肿、小便不利、脉沉。

甘草12克，麻黄6克。水2杯，先煮麻黄至1.5杯，去沫，入甘草，煮七分服。

读书笔记

10. 麻黄附子汤

《金匮要略》方，有温阳发汗、化气行水之功效。主治少阴虚寒，症见身面水肿、小便不利、脉沉小者。

麻黄9克，炙甘草6克，附子3克。水煎服。

11. 蒲灰散

《金匮要略》方，有化瘀利窍泄热之功效。主治下焦湿热小便不利，或因下焦湿热、水湿外盛、阻遏阳气而致皮水肢厥。

蒲灰 250 克，滑石 500 克。为末，饮服 6 克，日 3 服。

12. 芪芍桂酒汤

《金匮要略》方，有调和营卫、祛散水湿之功效。主治黄汗，症见身体肿、发热汗出而渴、状如风水、汗出沾衣色正黄如黄柏汁、脉沉。

黄芪 15 克，芍药、桂枝各 9 克，苦酒 1.5 杯。水煎服。

13. 桂枝加黄芪汤

《金匮要略》方，有调和营卫、益气利水之功效。主治黄汗，症见两胫自冷，腰以上有汗，腰髋弛痛，如有物在皮状，甚则不能食、身疼重、烦躁、小便不利及黄疸脉浮有表虚症状者。

桂枝、芍药、生姜各9克，炙甘草、黄芪各6克，大枣4枚。水煎服。

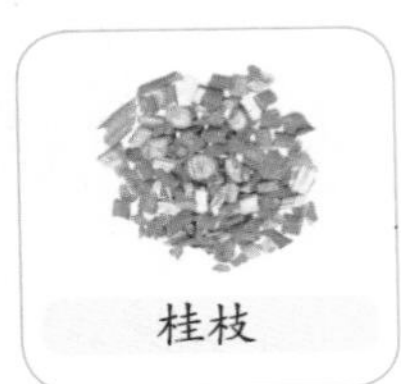
桂枝

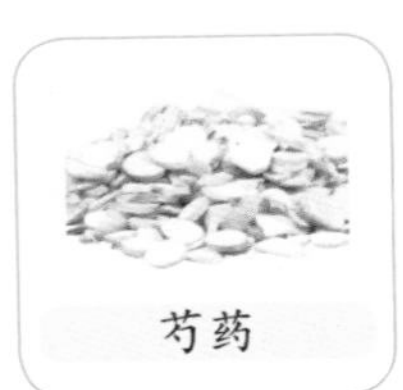
芍药

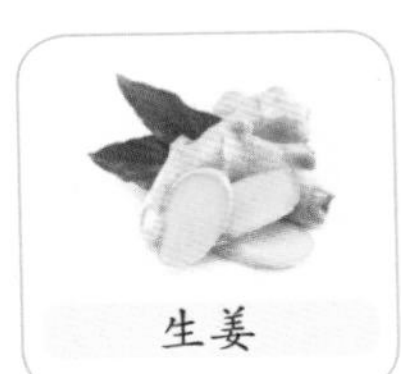
生姜

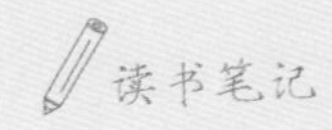

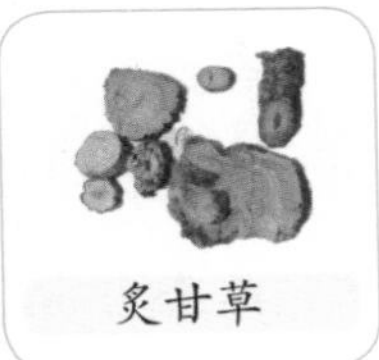
炙甘草

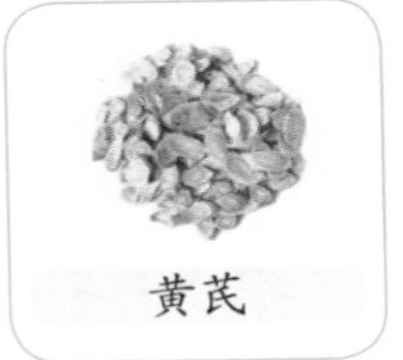
黄芪

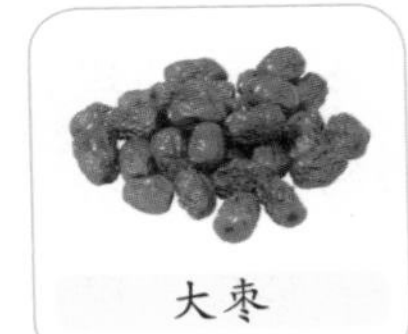
大枣

14. 桂甘姜枣麻辛附子汤

即桂枝去芍药加麻黄细辛附子汤，《金匮要略》方，有助阳化气行水之功效。主治心下坚大如盘，边如旋杯，水饮所作。

桂枝、生姜各9克，甘草、麻黄、细辛各6克，大枣4枚，附子3克。水煎服。

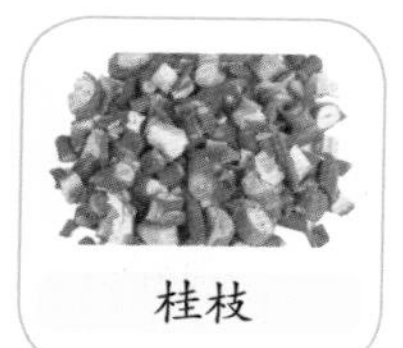
桂枝

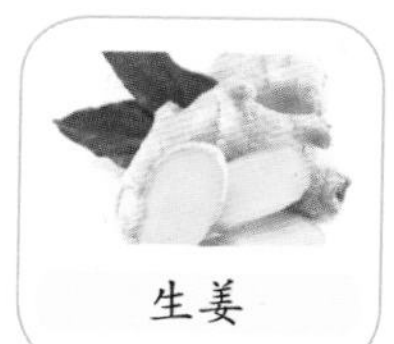
生姜

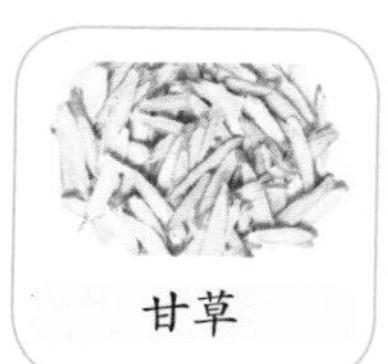
甘草

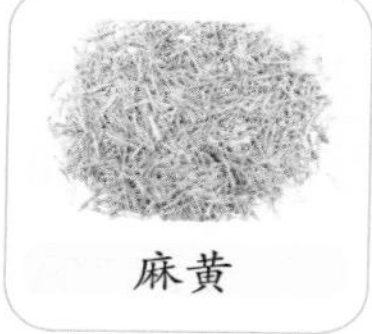
麻黄

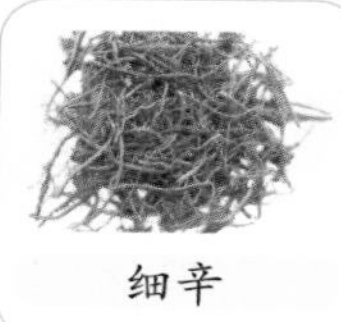
细辛

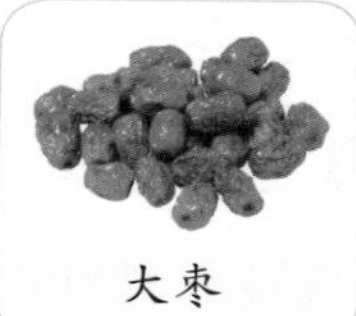
大枣

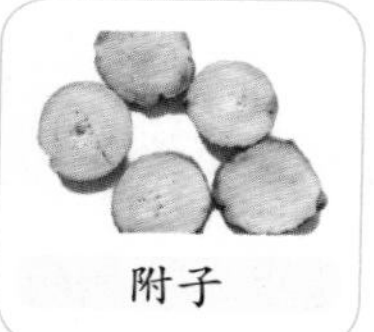
附子

15. 枳术汤

《金匮要略》方，有行气导滞、燥湿健脾之功效。主治水饮停滞于胃，症见心下坚、大如盘、按之外坚内虚。

枳实6克，白术12克。水煎服。

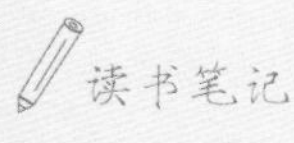
读书笔记

16. 防己黄芪汤

《金匮要略》方，有益气祛风、健脾利水之功效。主治风水或风湿，症见汗出恶风、身重、小便不利、舌淡苔白、脉浮等。

防己、白术各6克，炙甘草5克，黄芪9克，生姜4片，大枣1枚。水煎服。

卷二

胀满蛊胀第十二

名家带你读

本篇指出胀满病以虚实作为辨证纲领，治疗时补虚攻实方不致谬误；论述了胀满病的辨治规律；指出蛊胀为单腹胀，为肝脾不和所致，治疗亦以补脾培土为主。

胀：胸胁脘腹部位胀满不舒的症状，可由多种原因引起，如气滞、食滞、大便秘结等。

胀为病　辨实虚　**胀者，胀之于内也。虚胀误攻则坏，实证误补则增。**

气骤滞　七气疏　**七气汤能疏通滞气。**

满拒按　七物祛　**腹满拒按，宜《金匮》厚朴七物汤，即桂枝汤、小承气汤合用，以两解表里之实邪也。**

胀闭痛　三物锄　**腹满而痛，若大便实者，宜《金匮》厚朴三物汤，行气中兼荡实法，以锄其病根。以上言，实胀之治法。**

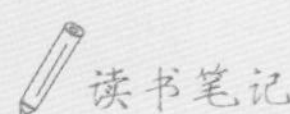

读书笔记

【白话译文】

胀满这种症状可由多种原因引起，临床首先应辨别其虚实。凡是气机阻滞导致的胀满，可用七气汤来疏通气滞；如果是腹部胀满而拒按的，可用厚朴七物汤来两解表里的实邪；如果是腹部胀满、疼痛、大便闭结的，可用厚朴三物汤以行气兼祛除留在腹内的积滞。

水肿、胀满的病因病机

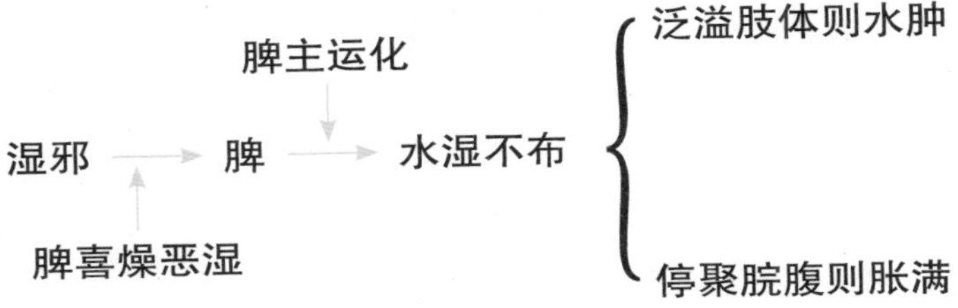

若虚胀 且踌（chóu）躇（chú） **仔细诊视，勿轻下药。**

虚胀：病症名。胀病之一，气血脏腑虚亏所致胀闷不适的症状。

中央健 四旁如 **喻嘉言云：执中央以运四旁，千古格言。**

中央：指脾胃，土居中央，脾胃属土，因此以中央代表脾胃。

参竺（zhú）典 大地舆（yú） **土木无忤则为复，《佛经》以风轮主持大地。余于此悟到治胀之源头。**

竺典：佛经。

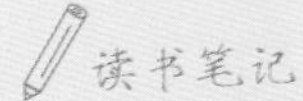
读书笔记

【白话译文】

虚性的胀满，要仔细诊治，不可轻易下药。应当知道，虚胀的成因是脾胃运化无力所致，所以只有使脾胃健运，四旁才能通畅自如。“执中央以运四旁”，这是一句千古格言。佛经也认为土为四大元素（水、地、风、火）之一，能生长承载万物。

脾胃升降是脏腑气机升降的枢纽

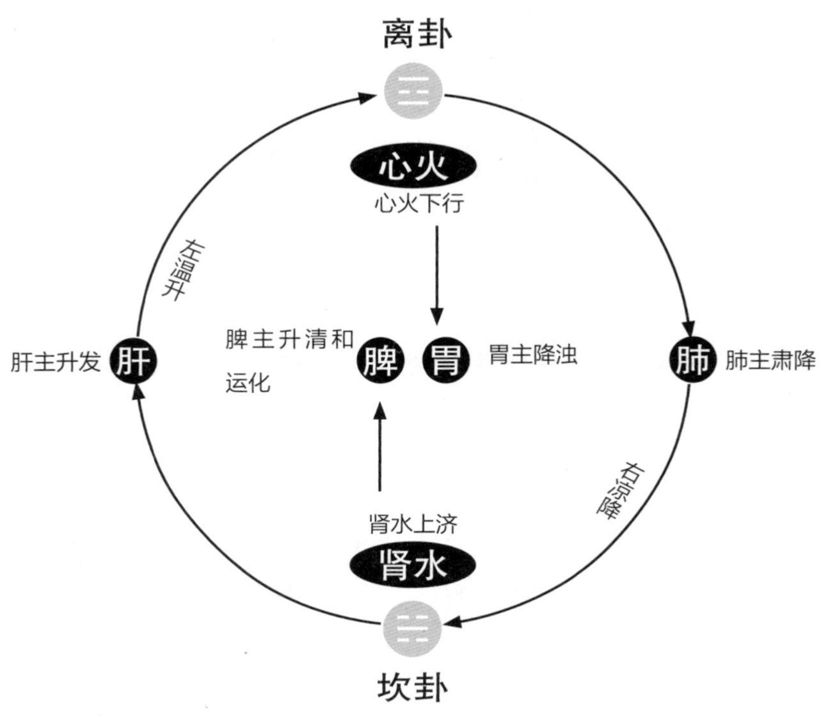

单腹胀：四肢不肿而腹大如鼓的病症，即鼓胀。

指南车：古代用来指示南北方向的工具。这里用来比喻指导方针。

费居诸：耗费时间的意思。

单腹胀　实难除　**四肢不肿而腹大如鼓。**

山风卦　指南车　**《周易》卦象，山风蛊。**

易中旨　费居诸

【白话译文】

四肢不肿而腹大如鼓的单腹胀，其病根实在难以除去。《周易》中山风卦所代表的事物及其相互之间的关系，可以借鉴作为治疗单腹胀的法则。《周易》里有关这方面的理论，我们应该花一些时间和精力来仔细研究。

几种胀病的鉴别

病名	症状特点
水胀	眼睑微肿，颈动脉搏动明显，常咳，两大腿内侧感觉寒凉，足胫部肿胀，腹部胀大
肤胀	腹胀，叩击时有鼓音，全身上下肿胀，皮厚
鼓胀	腹胀，全身肿大，颜色苍黄，腹部青筋暴起
肠覃	卫气不能正常运营而积聚，病恶的邪气产生，并生成息肉
石瘕	子门闭塞，月经不能按时来潮

1. 七气汤

见心腹痛胸痹附方。

2. 厚朴七物汤

见心腹痛胸痹附方。

3. 厚朴三物汤

见心腹痛胸痹附方。

读书笔记

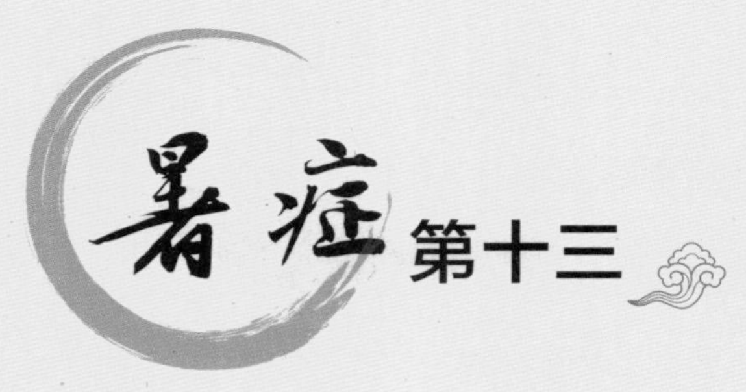

暑症第十三

名家带你读

本篇提出暑症的辨证，宜以辨阴阳（动静）为纲领；论述了各家对暑症的辨治方药；指出按仲景六经辨证理论治疗暑症有很好的疗效，告诫人们要仔细研读张仲景的著作。

伤暑症　动静商　夏月伤暑分动静者，说本东垣。

【白话译文】

夏天伤于暑气的病证，据李东垣的说法，有动静之分。

动而得　热为殃　得于长途赤日，身热如焚，面垢，体倦，口渴，脉洪而弱。

六一散　白虎汤　六一散治一切暑症。白虎汤加人参者，以大汗不止，暑伤元气也。加苍术者，治身热足冷，以暑必挟湿也。

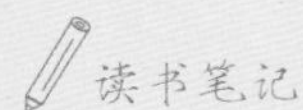

【白话译文】

因动而得的暑症，是在烈日之下长途行走而致，即现在所说的中暑。暑热之邪是主要原因。治疗中暑可用六一散或白虎汤。

静而得 起贪凉 **处于高厦深室，畏热贪凉，受阴暑之气。**

恶（è）寒象 热逾常 **恶寒与伤寒同，而发热较伤寒倍盛。**

心烦辨 切莫忘 **虽同伤寒，而心烦以别之；且伤寒脉盛，伤暑脉虚。**

香薷（rú）饮 有专长（cháng） **香薷发汗利水，为暑症之专药也。有谓夏月不可用香薷，则香薷将用于何时也?**

大顺散 从症方 **此治暑天畏热贪凉成病，非治暑也。此舍时从症之方。**

生脉散 久服康 **此夏月常服之剂，非治病方也。**

【白话译文】

因静而得的暑症，是夏月怕热贪凉，在阴凉之处坐卧，感受阴暑之气而致。阴暑主证头身疼痛、肢体厥冷、恶寒发热、心烦呕恶，有些症状与伤寒相同，但发热却比伤寒病要严重得多。阴暑由于暑热内闭、扰乱心神而有心烦躁扰的症状，这是和伤寒的不同之处，临症都应该仔细鉴别。香薷饮有发汗利水健胃的功能，为治疗阴暑症的专方。大顺散温中扶阳，常用来治疗畏热贪凉所得的疾病，属于对症治疗的处方。夏天常服生脉散，可以预防中暑，

读书笔记

对人体健康是有益的。

东垣法　防气伤　**暑伤元气，药宜从补，东垣清暑益气汤颇超。**

杂说起　道弗（fú）彰（zhāng）　**以上皆诸家之臆说。而先圣之道，反为之晦。若行道人，不可不熟记之，以资顾问。**

弗彰：不被人重视。

【白话译文】

李东垣治疗暑症常用清暑益气汤来防止元气受损伤，效果很好。以上所讲的都是后世各家的学说，而张仲景治疗暑症的方法，反而不被人重视了。

若精蕴　祖仲师　**仲景《伤寒论》《金匮要略·痉湿暍（yē）篇》，字字皆精义奥蕴。**

精蕴：学问精深。

太阳病　旨在兹（zī）　**仲师谓太阳中暍，太阳二字，大眼目也，因人俱认为热邪，故提出太阳二字以喝醒之。寒暑皆为外邪。中于阳而阳气盛，则寒亦为热；中于阳而阳气虚，则暑亦为寒。若中于阴，无分寒暑，皆为阴证。如酷暑炎热，并无寒邪，反多阴证。总之，邪之中人，随人身之六气、阴阳、虚实而旋转变化，非必伤寒为阴，中暑为阳也。**

中暍：病名，出自《金匮要略·痉湿暍病脉证》，即指中暑。

六气：人体气、血、津、液、精、脉六种基本物质。

经脉辨　标本歧（qí）　师云：太阳中暍发热者，病太阳而得标阳之气也。恶寒者，病太阳而得本寒之气也。身重而疼痛者，病太阳通体之经也。脉弦细芤迟者，病太阳通体之脉也。小便已洒洒然毛耸、手足逆冷者，病太阳本寒之气不得阳热之化也。小有劳身即热、口开、前板齿燥者，病太阳标阳之化不得阴液之滋也。此太阳中暍，标本经脉皆病。治当助其标本，益其经脉，若妄施汗下温针，则误矣。

经脉辨：这就是从症状来辨别经脉病象的途径。

洒洒然：恶寒之象。

临症辨　法外思　愚按：借用麻杏石甘汤治中暑头痛、汗出、气喘、口渴之外症，黄连阿胶鸡子黄汤治心烦、不得卧之内症，至柴胡、栀子、承气等汤，俱可取用。师云：渴者与猪苓汤。又云：瘀热在里，用麻连轺（yáo）豆汤，育阴利湿，俱从小便而出。此法外之法，神而明之，存乎其人焉。

读书笔记

方两出　大神奇　暑之中人，随人之阴阳、虚实为旋转变化。如阳脏多火，暑即寓于火之中，为汗出而烦渴，师有白虎加人参之法。如阴脏多湿，暑即伏于湿之内，为身热、疼重、脉微弱，师以夏月伤冷水，水行皮肤所致，指暑病以湿为病，治以一物瓜蒂汤，令水去而湿无所依，而亦

解也。

【白话译文】

如果想治疗暑症学问更精深，就应学习张仲景的《伤寒论》《金匮要略》。《金匮要略·痉湿暍（yē）篇》中有治疗暑症的理论与治法。张仲景把暑症发病的经脉、标本的歧义，都分辨得清清楚楚。临床辨治时，应辨证施治，灵活选用。张仲景的白虎加人参汤、一物瓜蒂汤两个方子，如果应用恰当，就会得到神奇的疗效。

1. 六一散

《伤寒直格》方，有清暑利湿之功效。主治暑湿，症见身热口渴、小便不利、大便泄泻等。

滑石180克，甘草30克。共研细末，每服9克，和蜜少许，冷水或灯心汤调服，每日服用3次。

2. 白虎汤

见疟疾附方。

3. 香薷饮

《太平惠民和剂局方》方，有祛暑解表、化湿和脾之功效。主治夏月乘凉饮冷，恶寒发热，无汗头痛，头重身倦，胸闷泛恶等。

香薷15克，白扁豆、厚朴各12克，甘草6克。水煎服。

读书笔记

4. 大顺散

《太平惠民和剂局方》方，有温中散暑之功效。主治由贪凉形寒饮冷引起的寒伤脾胃，升降失常，呕吐霍乱，阴暑病。

干姜3克，甘草、杏仁各9克，肉桂2克。水煎服。

5. 生脉散

《医学启源》方，有益气生津、敛阴止汗之功效。主治暑淫耗伤气阴，症见体倦气短、口渴多汗、脉虚细等。

麦冬、人参各9克，五味子6克。水煎服。

6. 清暑益气汤

《脾胃论》方，有清暑益气、祛湿健脾之功效。主治暑伤元气，症见身热头痛、口渴自汗、四肢困倦、不思饮食、大便溏泄、小便短赤等。

炙黄芪5克，人参、白术、苍术、青皮、陈皮、麦冬、猪苓、黄柏各2克，葛根、泽泻各6克，神曲3克，炙甘草、升麻、五味子各1克。加生姜3片，大枣2枚，水煎服。

7. 麻杏石甘汤

《伤寒论》方，有辛凉宣泄、清肺平喘之功效。主治外感风邪、邪热壅肺证。

麻黄、杏仁各9克，炙甘草6克，石膏18克。水煎温服。

8. 黄连阿胶鸡子黄汤

《伤寒论》方，有滋阴降火、除烦安神之功效。主治阴虚火旺心肾不交证。

黄连12克，阿胶9克，黄芩、白芍各6克，鸡子黄2枚。水煎服，阿胶烊化，鸡子黄搅匀冲服。

读书笔记

9. 猪苓汤

《伤寒论》方。有利水、养阴、清热之功效。主治水热互结证，主治小便不利，症见发热、口渴欲饮、心烦不寐、或兼有咳嗽、呕恶、下利，以及血淋、小便涩痛、点滴难、小腹满痛等。

猪苓、茯苓、泽泻、阿胶、滑石各9克。水煎服，阿胶分2次烊化。

10. 麻连轺豆汤

《伤寒论》方，有解表发汗、清热利湿之功效。主治阳黄兼表证，症见发热恶寒、无汗身痒、周身黄染如橘色、脉浮滑。

麻黄、连轺（连翘根）、生姜、炙甘草、杏仁各6克，大枣12枚，赤小豆、生梓白皮各10克。上八味，以水2升，先煮麻黄，去上沫，内诸药，煮取600毫升，去滓，分2次温服。

11. 白虎人参汤

即白虎汤加人参，见疟疾附方。

12. 一物瓜蒂汤

《金匮要略》方，有养阴缓急、清热化毒、和中利水之功效。主治夏月伤冷水，水行皮中而致的太阳中暍，症见身热疼重、脉弱者。

瓜蒂14个。为粗末，水煎去渣服（瓜蒂不良反应较大，今临床很少使用本方治疗暑症）。

读书笔记

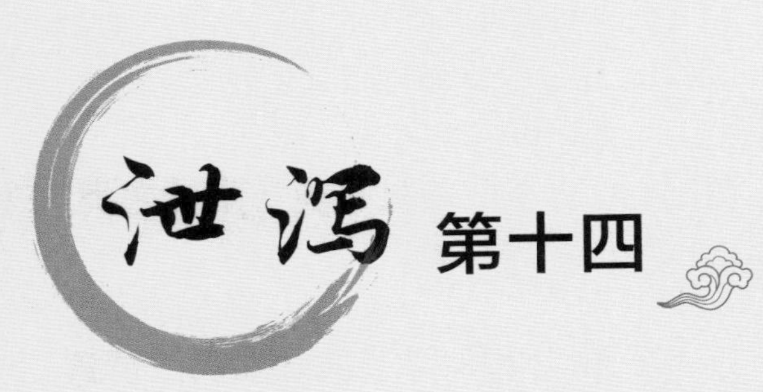

泄泻第十四

名家带你读

本篇分析了泄泻的病因与主治方药；论述了泄泻的一般辨治规律；指出泄泻用常法治疗无效者，应探求《内经》关于泄泻有肠脏寒热的理论，用泻心汤类方治疗。

湿气胜 五泻成 《书》云：**湿成五泻。**

胃苓散 厥功宏 **胃苓散暖脾、平胃、利水，为泄泻之要方。**

五泻：《难经·五十七难》中，将泄泻根据症状的不同分为胃泄、脾泄、大肠泄、小肠泄、大瘕泄五泄。

厥：其，他的。

【白话译文】

湿气过盛，脾胃受伤，运化失常是引起五种泄泻的主要原因。胃苓散具有燥湿运脾、祛湿和胃、行气利水的作用，是治疗湿胜泄泻的要方，疗效十分显著。

五　泻

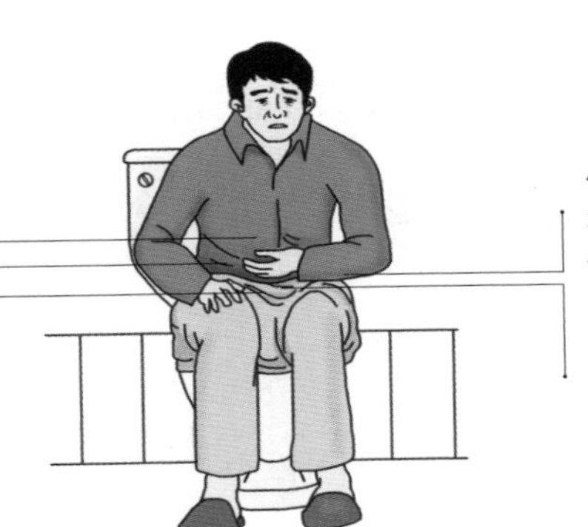

读书笔记

湿而冷　萸附行　**胃苓散加吴茱萸、附子之类，腹痛，加木香。**

湿而热　连芩（qín）程　**胃苓散加黄芩、黄连，热甚，去桂枝加葛根。**

程：效法。

湿挟积　曲楂迎　**食积，加山楂、神曲；酒积，加葛根。**

虚兼湿　参（shēn）附苓　**胃苓散加人参、附子之类。**

【白话译文】

寒湿泄泻，可用胃苓散加吴茱萸、附子；湿热泄泻，可用胃苓散加黄芩、黄连；湿胜兼饮食内停，阻滞肠胃所致的泄泻，可在胃苓散方内加入神曲、山楂；若是患者体质虚弱，夹有湿邪导致的泄泻，可用胃苓散加人参、附子、茯苓等。

脾肾泻　近天明　**五鼓以后泻者，肾虚也。泻有定时者，土主信，脾虚也。故名脾肾泻。**

脾肾泻：病名，泄泻病之一。指肾阳虚衰，不能温煦脾土而发生的泄泻。表现为黎明泄泻，肠鸣脐痛，泻后痛减，大便稀薄，混杂不消食物，形寒肢冷，四肢不温，腰膝酸冷，疲乏无力，小便清长，夜尿频多。舌质淡，舌体胖，多有齿印，脉沉细无力。

四神服　勿纷更　**四神丸加白术、人参、干姜、附子、茯苓、罂粟壳之类为丸，久服方效。**

【白话译文】

脾肾阳虚所致的泄泻，多发于黎明拂晓之时，治疗这种病应该长期服用四神丸。四神丸可温肾健脾、涩肠止泻。

这些方剂只有长期服用才能见效，切勿频繁变更处方。

恒法外 内经精 **照此法治而不愈者，宜求之《内经》。**

肠脏说 得其情 **肠热脏寒，肠寒脏热。《内经》精义，张石顽颇得其解。**

泻心类 特丁宁 **诸泻心汤张石顽俱借来治泻，与《内经》之旨颇合。详载《医学从众录》。**

肠脏说：《内经》云"肠中热，则出黄如糜，脐以下皮寒……肠中寒，则肠鸣飧泄"。

丁宁：叮嘱，反复嘱咐。

【白话译文】

如果用以上常规的治疗方法无效时，则应进一步去探求《内经》中治疗泄泻的精华，这就是《内经》中关于泄泻有肠脏寒热的理论。张石顽在《张氏医通》一书里，尤其提出《伤寒论》里记载的各种泻心汤，是很合乎《内经》理论的。

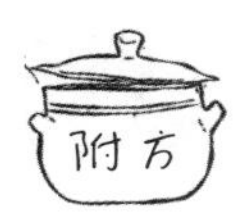

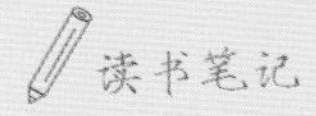

1. 胃苓散

《丹溪心法》方，有健脾和中、利湿之功效。主治脘腹胀满、泄泻。

苍术、白术、厚朴、陈皮、泽泻、猪苓各6克，桂枝4克，炙甘草3克，茯苓15克。加生姜5片，水3杯，煎八分服。

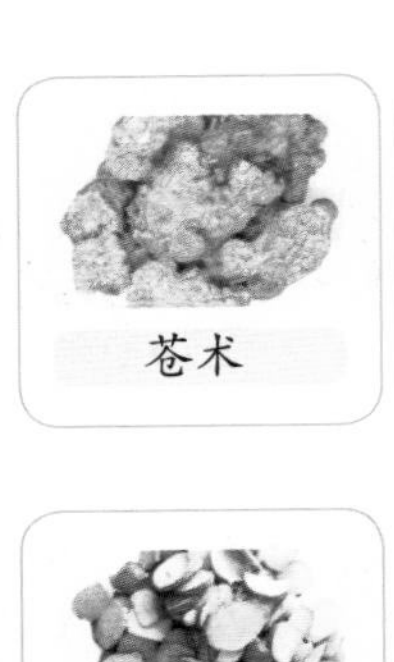
苍术

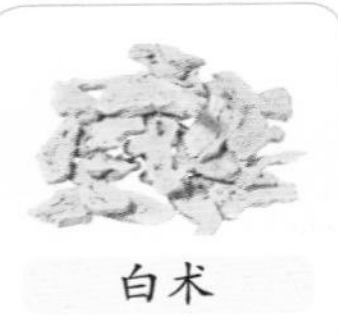
白术

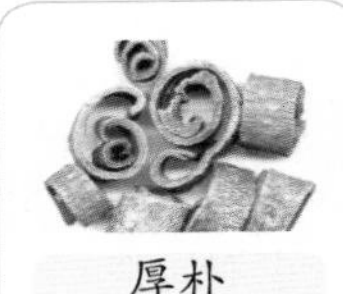
厚朴

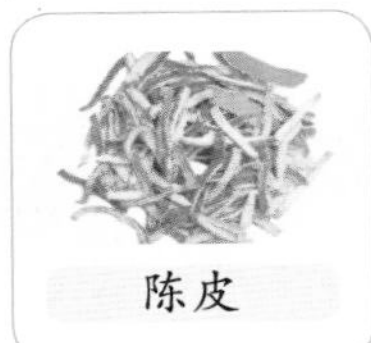
陈皮

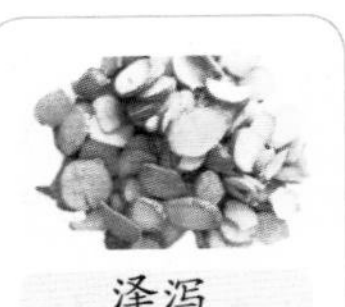
泽泻

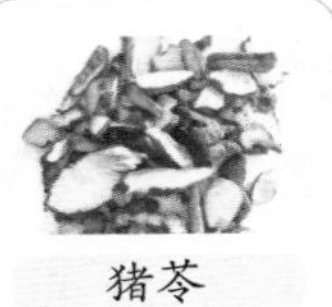
猪苓

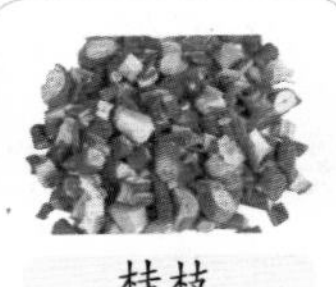
桂枝

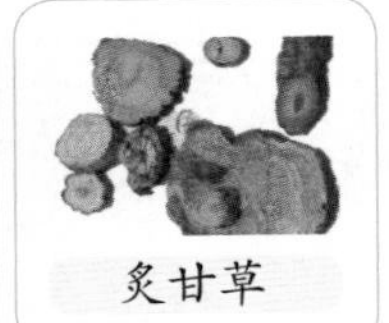
炙甘草

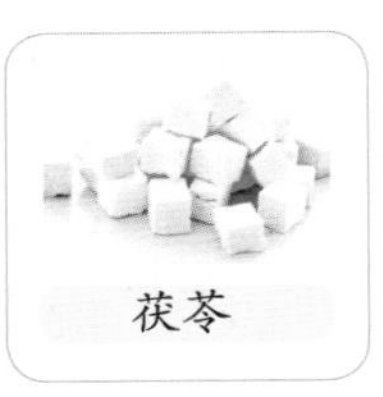
茯苓

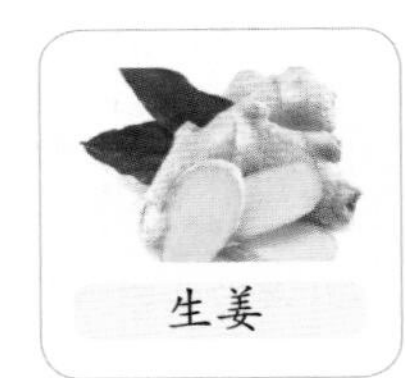
生姜

2. 四神丸

《证治准绳》方，有温肾暖脾、固涩止泻之功效。主治脾肾阳虚五更泻。

肉豆蔻 6 克，补骨脂（炒）12 克，五味子 6 克，吴茱萸 3 克。丸剂，每服 6～9 克，日 2 次。

3. 生姜泻心汤

《伤寒论》方，有和胃消痞、散结除水之功效。主治水热互结，症见心下痞硬、噫（yī）气食臭、腹中雷鸣、下利等。

半夏 9 克，黄芩、人参、甘草各 6 克，黄连 3 克，生姜 12 克，大枣 4 枚。水煎服。

读书笔记

4. 黄连汤

《伤寒论》方，有平调寒热、和胃降逆之功效。主治胸中有热、胃中有寒，症见胸中烦闷、欲呕吐、腹中痛，或肠鸣泄泻、舌苔白滑、脉弦。

黄连、干姜、桂枝各5克，炙甘草6克，人参3克，半夏9克，大枣12枚。水煎服。

5. 甘草泻心汤

《伤寒论》方，有益气和胃、消痞止呕之功效。主治胃气虚弱，症见腹中雷鸣下利、水谷不化、心下痞硬而满、干呕、心烦不得安等。

半夏、甘草各9克，黄芩、干姜、人参各6克，黄连3克，大枣4枚。水煎服。

6. 半夏泻心汤

《伤寒论》方，有和胃降逆、开结除痞之功效。主治胃气不和，症见心下痞满不痛、干呕或呕吐、肠鸣下利、舌苔薄黄而腻、脉弦数。

半夏9克，黄芩、干姜、人参、甘草各6克，黄连3克，大枣4枚。水煎服。

读书笔记

7. 干姜黄芩黄连人参汤

《伤寒论》方。主治伤寒误治、寒热格拒、上热下寒证，症见呕吐，或食入口即吐、下利等。

干姜、黄芩、黄连、人参各9克。水煎服。

8. 厚朴生姜半夏甘草人参汤

《伤寒论》方。主治脾虚气滞的脘腹胀满。

厚朴、生姜、半夏各9克，甘草6克，人参3克。水煎服。

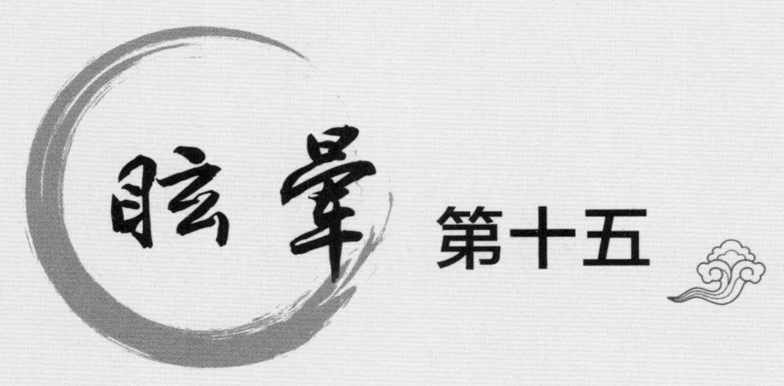

眩晕第十五

名家带你读

本篇论述了眩晕的病位、症状特点及病理机制；分析了眩晕的辨治规律：痰火亢盛者属上实，用一味散平之；寸脉大而无力者为上虚，当服鹿茸酒补养；虚在下部者，用左归饮、正元丹补肾，以荣其上。

眩晕：病名。出自《素问·至真要大论》等篇，又称头眩。

相火：和“君火”（心火）相对而言，一般指肝肾的相火。

抟：把东西揉成球状。

读书笔记

眩晕症　皆属肝　**《内经》云：诸风掉眩，皆属于肝。**

肝风木　相火干　**厥阴为风木之脏，厥阴风木为少阳相火所居。**

风火动　两动抟（tuán）　**风与火皆属阳而主动，两动相抟，则为旋转。**

头旋转　眼纷繁　**此二句，写眩晕之象也。**

【白话译文】

眩晕即头晕眼花，如坐舟车，其发生大多与肝有关，属肝病范畴。肝为厥阴风木之脏，内寄相火，肝风和相火都属阳而主动，这两种邪气相互缠绕，火借风势，风助火威，风火相扇，则造成头晕目眩。

掉眩的病因病机

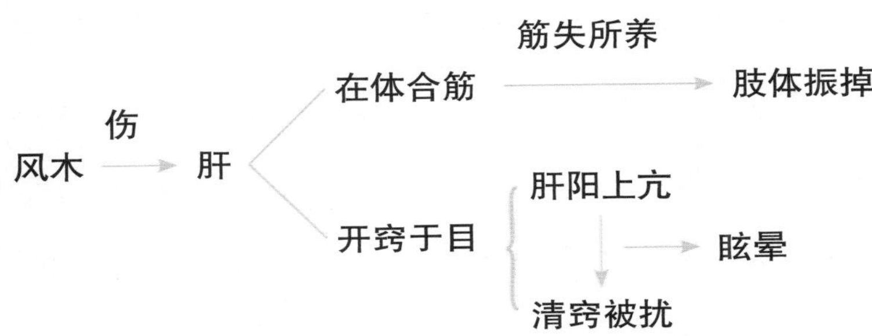

虚痰火 各分观 **仲景主痰饮。丹溪宗河间之说，谓无痰不眩，无火不晕。《内经》云：精虚则眩。又云：肾虚则头重高摇，髓海不足则脑转耳鸣。诸说不同如此。**

虚痰火：几种晕眩症成因的理论学说。《内经》说肾精虚损则头晕目眩，张仲景认为病因多以痰饮为先，刘河间说是风火，朱丹溪说是痰火。

究其指 总一般 **究其殊途同归之旨，木动则生风，风生而火发，故河间以风火立论也。风生必挟木势而克土，土病则聚液而成痰，故仲景以痰饮立论、丹溪以痰火立论也。究之肾为肝母，肾主藏精，精虚则脑空，脑空则旋转而耳鸣。故《内经》以精虚及髓海不足立论也。言虚者言其病根，言实者言其病象，其实一以贯之也。**

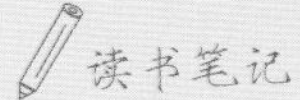

【白话译文】

历代医家，对眩晕的病因有虚、痰、火等不同学说，探究其宗旨，则各理论殊途同归。

痰火亢　大黄安　寸脉滑，按之益坚者，为上实。丹溪用大黄一味，酒炒三遍为末，茶调下一二钱。

上虚甚　鹿茸餐　寸脉大，按之即散者，为上虚，宜鹿茸酒。鹿茸生于头，取其以类相从，切入督脉而通于脑。每用半两酒煎去滓，入麝香少许服。或用补中益气汤及芪术膏之类。此症如钩藤、天麻、菊花之类，俱可为使。

上虚：髓海空虚，脑转耳鸣之症，脉寸大而无力。

欲下取　求其端　端，头也，谓寻到源头也。欲荣其上，必灌其根，古人有上病取下法。

下取：上病下取之法。

左归饮　正元丹　左归饮加肉苁（cōng）蓉、川芎、细辛甚效，正元丹亦妙。

【白话译文】

如果眩晕是痰火亢盛所致，为上实之证，治疗可用一味大黄散来除痰降火；如果是上部虚损的缘故，应该用鹿茸酒来补养；如果是由于下元不足，应该选上病下取之法，寻求其根源。加味左归饮、正元丹等，都是滋补肝肾之阴、治疗下虚眩晕的好方剂。

读书笔记

中医常见眩晕证型及症状表现

常见证型	症状表现
肾气亏虚	眩晕久发不已，听力减退，耳鸣，少寐多梦，神疲乏力，腰膝酸软，舌红，苔薄，脉弦
痰瘀互结	头重昏蒙，伴胸闷恶心、肢体麻木刺痛唇甲紫绀、头痛。舌质伴有瘀斑、苔薄白、脉滑或涩
肝火亢盛	头晕且痛，目赤口苦，烦躁易怒，大便干结，小便赤黄，舌红苔黄，脉弦数
阴虚阳亢	头晕目涩，心烦多梦，盗汗，手足心热，口干，舌红少苔，脉细数或弦细
风痰上扰	头重如裹，旋转漂浮感，伴有恶心呕吐、食少便溏、苔白腻、脉弦滑

1. 一味大黄散

《丹溪治法心要》方。主治实证眩晕，痰火上盛。

大黄（酒炒）6～9 克，研末，茶调，一次服。

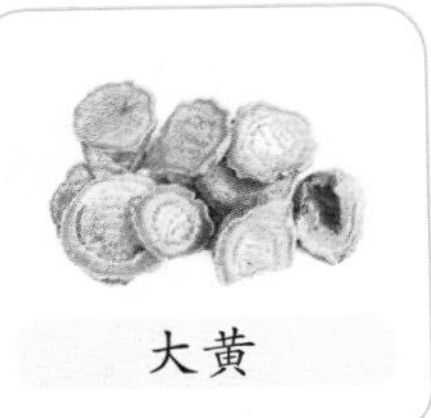
大黄

2. 鹿茸酒

有补肾助阳之功效。主治上虚眩晕。

鹿茸 15 克，酒煎去渣，入麝香少许服。

3. 补中益气汤

见中风附方。

读书笔记

4. 加味左归饮

主治肾虚头痛如神，并治眩晕目痛。

熟地黄20克，山茱萸、怀山药、茯苓、枸杞子、肉苁蓉（酒洗切片）各10克，细辛、炙甘草各3克，川芎6克。水3杯，煎八分温服。

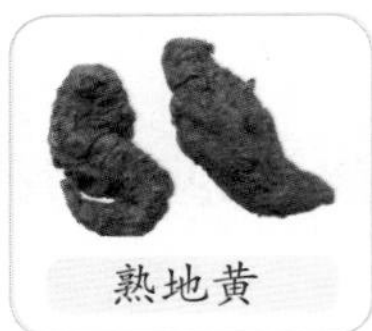
熟地黄

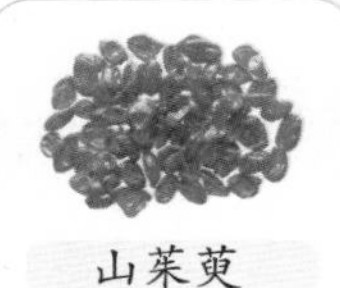
山茱萸

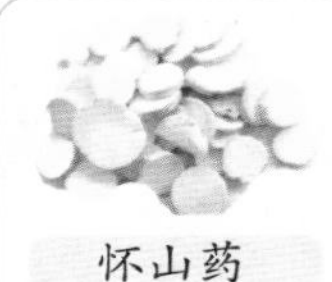
怀山药

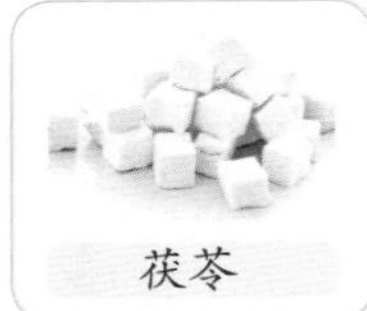
茯苓

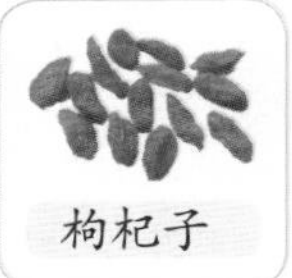
枸杞子

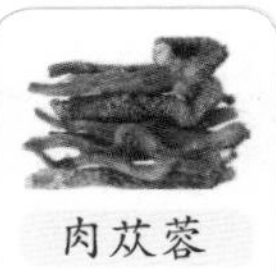
肉苁蓉

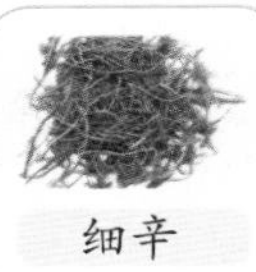
细辛

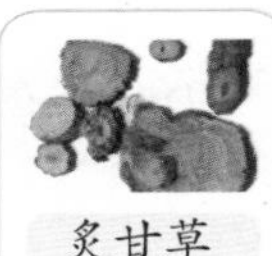
炙甘草

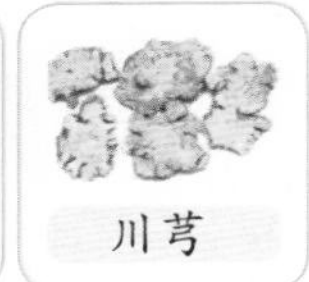
川芎

5. 正元丹

《古今医方集成》方。主治命门火衰、不能生土。症见吐利厥冷，时有阴火升冲，则头面赤热、眩晕恶心，浊气逆满则胸胁刺痛、脐腹胀急。

人参90克（用附子3克煮汁收入，去附子），黄芪45克（用川芎30克酒煮收入，去川芎），山药30克（用干姜9克煎汁收入，去干姜），白术60克（用陈皮15克煎汁收入，去陈皮），茯苓60克（用肉桂18克、酒煎汁收入，晒干，勿见火，去肉桂），甘草75克（用乌药30克煎汁收入，去乌药）。上六味，除茯苓，文武火缓缓焙干，勿炒伤药性。杵为散，每服9克，水1盏，姜3片，红枣1枚，入盐1捻，合汁调服。服后，饮热酒1杯，以助药力。

读书笔记

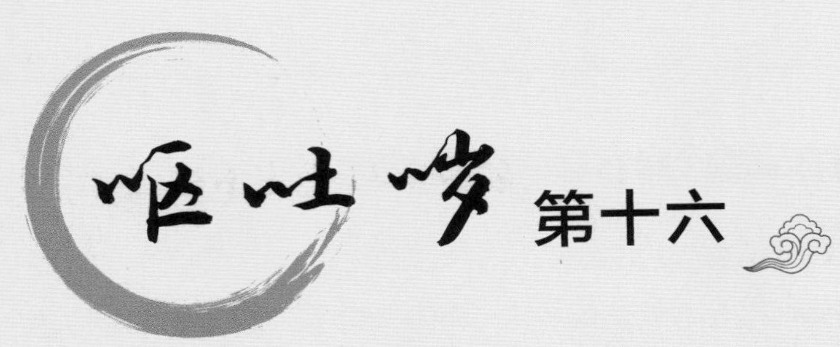

呕吐哕第十六

名家带你读

本篇论述了呕吐哕的病位及一般辨治方药；指出了《金匮玉函经》对本病的辨治详细而正确；指出呃逆的治疗方药，一般用旋覆代赭汤一类方剂。

呕吐哕（yuě）皆属胃 **呕字从沤，沤者水也，口中出水而无食也。吐字从土，土者食也，口中吐食而无水也。呕吐者，水与食并出也。哕者，口中有秽（huì）味也，又谓之干呕，口中有秽味，未有不干呕也。呃逆者，气冲有声，声短而频也。其病皆属于胃。**

呕吐哕：都是食物或痰涎等由胃中上逆而出的病症。有物有声谓之呕，有物无声谓之吐，有声无物谓之哕。由于临床上很难截然分开，故常合称。

二陈加　时医贵 **二陈汤倍生姜，安胃降逆药也。寒加丁香、砂仁；若热加黄连、鲜竹茹、石斛（hú）之类。**

【白话译文】

呕、吐、哕症状，都是胃气上逆所致，当时的医师大多选用降逆祛痰止呕的二陈汤加减治疗。

读书笔记

玉函经　难仿佛　**寒热攻补，一定不移。**

玉函经：即《金匮玉函经》，系张仲景《伤寒论》的古传本之一。其中有"呕吐哕下利病脉证并治"篇。

【白话译文】

《金匮玉函经》对于呕、吐、哕的脉证治疗有比较详细的论述，医理精深，必须深入研究，否则是很难掌握和仿效的。

小柴胡　少阳谓　**寒热往来而呕者，属少阳也。**

吴茱萸　平酸味　**吴茱萸汤治阳明食谷欲呕者，又治少阴证吐利、手足逆冷、烦躁欲死者，又治干呕吐涎沫者。此症呕吐，多有酸味。**

手足逆冷：手足厥冷。见《金匮要略·腹满寒疝宿食病脉证治》，指手足四肢由下而上冷至肘膝的症状。

【白话译文】

张仲景用小柴胡汤治疗属于少阳证的呕吐，又用吴茱萸汤来治疗阳明食谷欲吐和少阴吐利干呕吐涎沫者，以平制酸水。

食已吐　胃热沸　**食已即吐，其人胃素有热，食复入，两热相冲，不得停留。**

沸：这里指胃热过重，像水要沸腾一样。

黄草汤　下其气　**大黄甘草汤治食已即吐。《金匮》云：欲吐者不可下之。又云：食已即吐者，大黄甘草汤主之。何也？曰：病在上而欲吐，宜因而越之。若逆之使下，则必愦（kuì）乱益甚。**

若即吐矣，吐而不已，是有升无降，当逆折之。

【白话译文】

食物吃下以后，立即吐出，是患者素有胃热，吃进食物后两热相冲，向上升腾的缘故，治疗用大黄甘草汤清泻胃肠、荡涤火热，胃气复归和降，呕吐自可痊愈。

食不入 火堪畏 **王太仆云：食不得入，是有火也。**

黄连汤 为经纬 **喻嘉言用进退黄连汤，柯韵伯用干姜黄连黄芩人参汤，推之泻心汤亦可借用。以此数汤为经纬。**

经纬：竖者为经，横者为纬。这里比喻为规范、楷模。

【白话译文】

如果患者不能进食，是由于胃火炽盛的缘故。用黄连汤、干姜黄连黄芩人参汤苦寒清热，都是治疗热性呕吐的规范方剂。

若呃（è）逆 代赭（zhě）汇 **代赭旋覆汤治噫气，即治呃逆。若久病呃逆，为胃气将绝，用人参一两，干姜、附子各三钱，丁香、柿蒂各一钱，可救十中之一。**

呃逆：胃气上逆动膈，以气逆上冲，喉间呃呃连声，声短而频，令人不能自制为主要临床表现的病症。呃逆古称"哕"，又称"哕逆"。

【白话译文】

如果是呃逆病证，也属胃病范畴，是胃气上逆的表现，可用降逆益气和胃的代赭旋覆汤加减治疗。

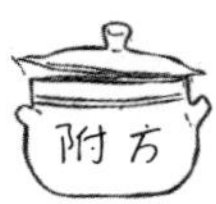

1. 二陈汤

见中风附方。

2. 小柴胡汤

见咳嗽附方。

3. 吴茱萸汤

见心腹痛胸痹附方。

4. 大黄甘草汤

《金匮要略》方，有通腑泻热、和胃止呕之功效。主治实热壅阻胃肠，腑气不通之证。

大黄 12 克，甘草 3 克。水煎服。

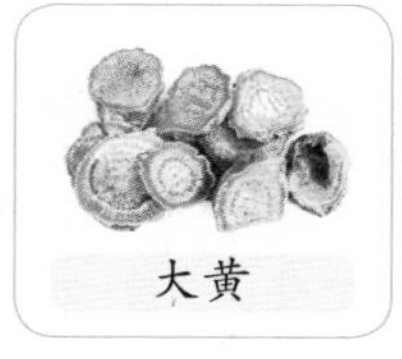
大黄

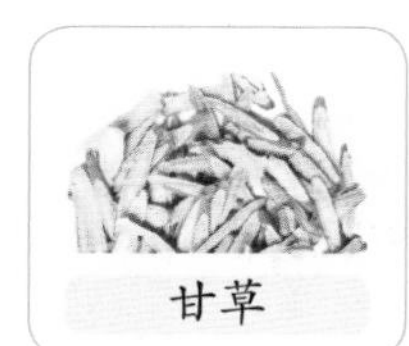
甘草

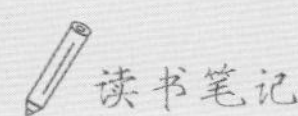

5. 进退黄连汤

《医门法律》方。主治关格。

黄连（姜汁炒）、炮干姜、人参（人乳拌蒸）、半夏（姜制）各5克，桂枝3克，大枣2枚。进法：用本方七味（实为六味），俱不制，水3杯，煎1杯，温服。退法：不用桂枝，黄连减半，或加肉桂2克。如上逐味制熟，煎服法同。

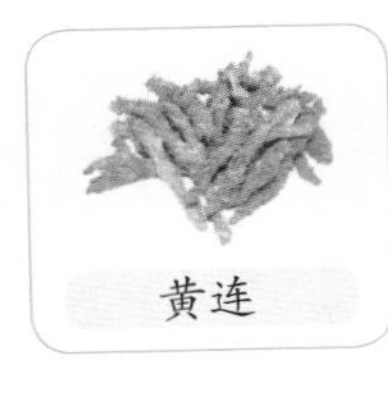
黄连

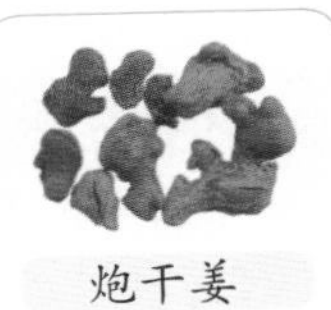
炮干姜

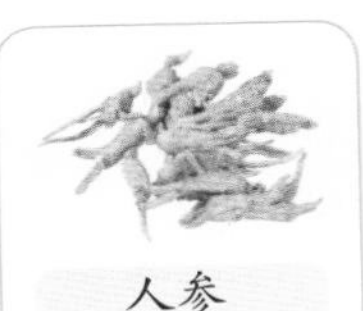
人参

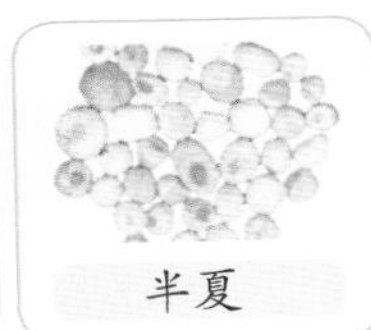
半夏

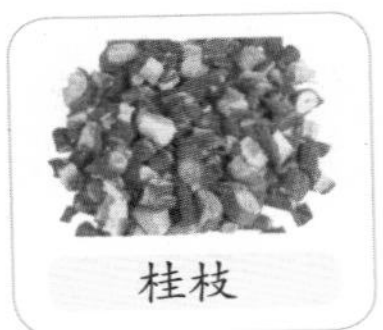
桂枝

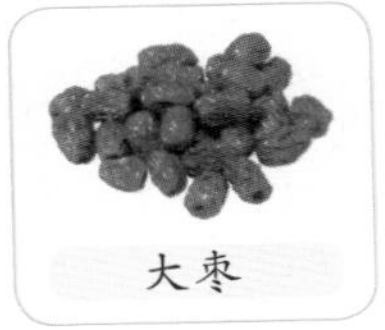
大枣

6. 干姜黄连黄芩人参汤

《伤寒论》方。凡呕家夹热，不利于香、砂、橘、半（木香、砂仁、橘皮、半夏）者，服此如神。

干姜、黄芩、黄连、人参各5克。水煎服。

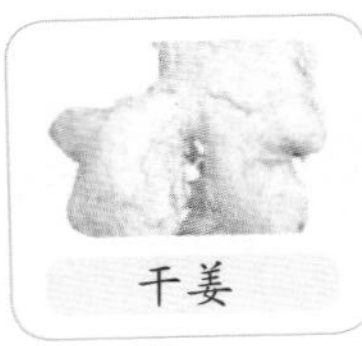
干姜

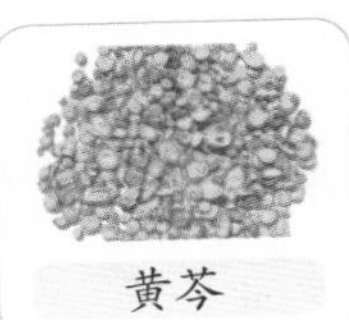
黄芩

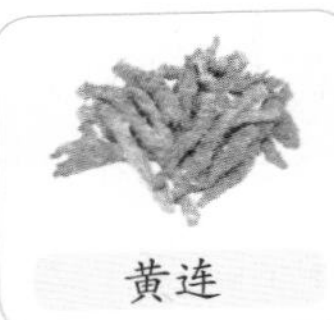
黄连

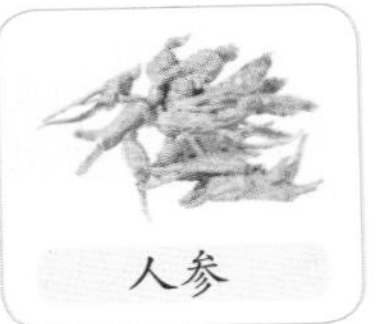
人参

读书笔记

7. 代赭旋覆汤

即旋覆代赭汤，《伤寒论》方，有降逆化痰、益气和胃之效。主治胃气虚弱、痰浊内阻，症见心下痞硬、噫气不除。

旋覆花、代赭石、半夏各9克，人参、炙甘草各6克，生姜10克，大枣4枚。水煎服。

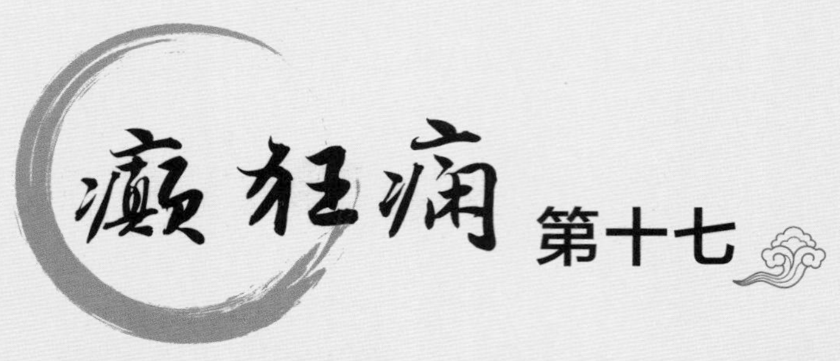

名家带你读

本篇论述了癫狂的病理属性及证治规律；概述了痫病的辨治规律；指出癫狂痫总以阴虚为本，痰热为标，治当标本兼顾，还当调中培土，脾胃健则整体功能可复。

重：偏重。

宣：显示。

重阳狂　重阴癫　**《内经》云：重阳者狂，重阴者癫。**

静阴象　动阳宣　**癫者笑哭无时，语言无序，其人常静。狂者詈骂不避亲疏，其人常动。**

【白话译文】

癫与狂都是精神失常的疾患。但癫病属阴寒证，阴主静；狂病属阳热证，阳主动。所以，癫病患者沉默痴呆，语无伦次，静而多喜；狂病患者喧扰不宁，躁妄打骂，动而多怒。

读书笔记

癫病的病因病机

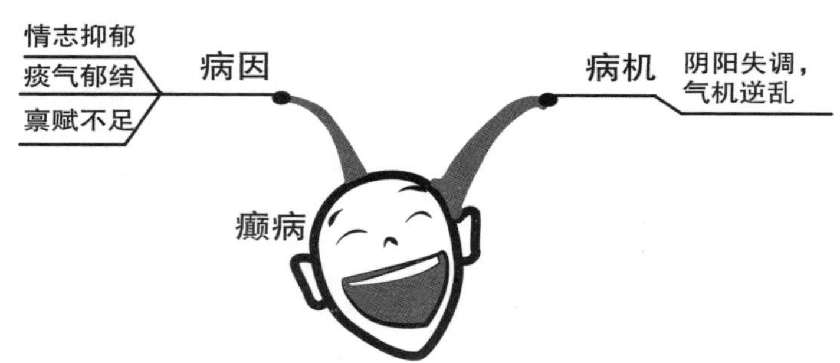

狂病的病因病机

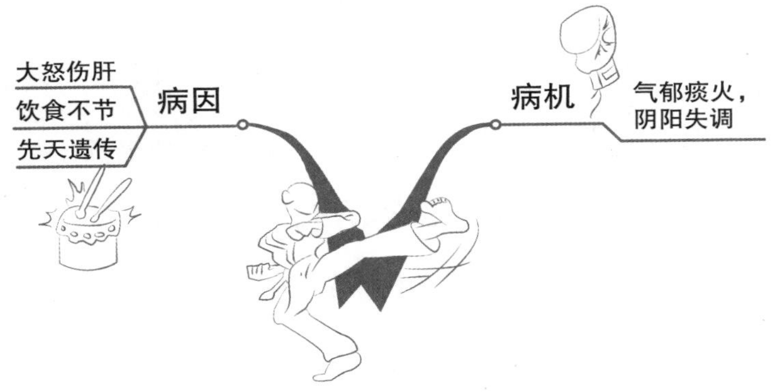

狂多实 痰宜蠲（juān） **蠲除顽痰，滚痰丸加乌梅、朱砂治之，生铁落饮、当归承气汤亦妙。**

蠲：除去。

癫虚发 石补天 **磁朱丸是炼石补天手法，骆氏《内经拾遗》用温胆汤。**

石补天：即女娲炼石补天，语意双关。此处借喻金石类重镇药治疗神明被扰的癫证，效果良好。

【白话译文】

狂病多属于实证，是痰浊上扰清窍、蒙蔽心神而致，在治疗上应该蠲除顽痰，用加味礞石滚痰丸、生铁落饮、当归承气汤都有很好的效果。癫病多属于虚证，由患者神气虚弱而致，治疗应以补虚镇怯为主，用金石类重镇药治疗神明被扰的癫证是非常适宜的，磁朱丸有重镇安神之效，对于癫证有良好的疗效。

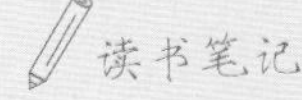

忽搐（chù）搦（nuò） 痫病然 **手足抽掣（chè），猝倒无知，忽作忽止，病有间断，故名曰痫。**

五畜状　吐痰涎　**肺如犬吠，肝如羊嘶，心如马鸣，脾如牛吼，肾如猪叫，每发必口角流涎。**

有生病　历岁年　**由母腹中受惊，积久失调，一触而发。病起于有生之初，非年来之新病也。《内经拾遗》用温胆汤，柯韵伯用磁朱丸。**

火气亢　芦荟平　**火气亢，必以大苦大寒之剂以降之，宜当归芦荟丸。**

痰积痼（gù）　丹矾穿　**丹矾丸能穿入心包络，导其痰涎从大便而出，然不如磁朱丸之妥当。**

有生病：先天的、与生俱来的疾病。

痼：经久难治的病。

读书笔记

癫痫患者的养生原则

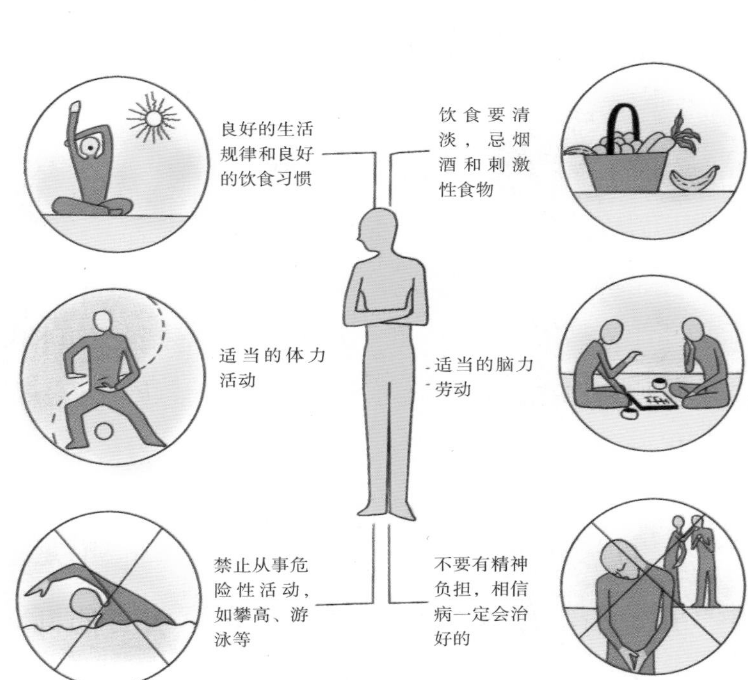

【白话译文】

痫病以突然意识丧失、突然仆倒、不省人事、两目上视、四肢抽搐为典型症状，发作时患者口中作狗猪羊等怪叫，并且口吐痰涎、白沫。这种病是由于在母腹中受惊等而成，是先天就有的，常常经年不愈。倘若火气亢盛的，可用当归芦荟丸来清肝泻火；倘若是由顽痰积痼、蒙闭心神引发者，可用丹矾丸来祛痰。

三症本 厥阴愆（qiān） **以上治法，时医习用而不效者，未知其本在于厥阴也。厥阴属风木，与少阳相火同居。厥阴之气逆，则诸气皆逆。气逆则火发，火发则风生。风生则挟木势而害土，土病则聚液而成痰。痰成必归进入心，为已上诸症。**

厥阴：足厥阴肝经。

体用变 标本迁 **其本阴，其体热。**

伏所主 所因先 **伏其所主，先其所因。**

收散互 逆从连 **或收或散，或逆或从，随所利而行之。**

收散：收和散两种治疗方法。

和中气 妙转旋 **调其中气，使之和平。自伏所主至此，其小注俱《内经》本文。转旋，言心手灵活也，其要旨在“调其中气”二句。中气者，土气也。治肝不应，当取阳明，制其侮也。**

中气：中焦脾胃之气。

悟到此　治立瘥　症虽可治，而任之不专，亦无如之何矣。

【白话译文】

一般医生常用以上治法仍不收效，是不知狂、癫、痫三证的病因都在于厥阴肝经。治疗时应根据患者体质的强弱和症状缓急的不同，在治法上也就应该有先治本或先治标的区别。《内经》上说，如果要治疗疾病的主要症状，必须首先明确其发病的原因，然后根据不同的病因，采用收敛或疏散、从治或逆治的方法，而最主要的还是调和中焦脾胃之气，使它们能发挥微妙的调整整体的功能。如果能把《内经》里论述的这些治疗原则领悟透彻，治疗狂、癫、痫三证就会收到良好的效果。

读书笔记

逆治和从治

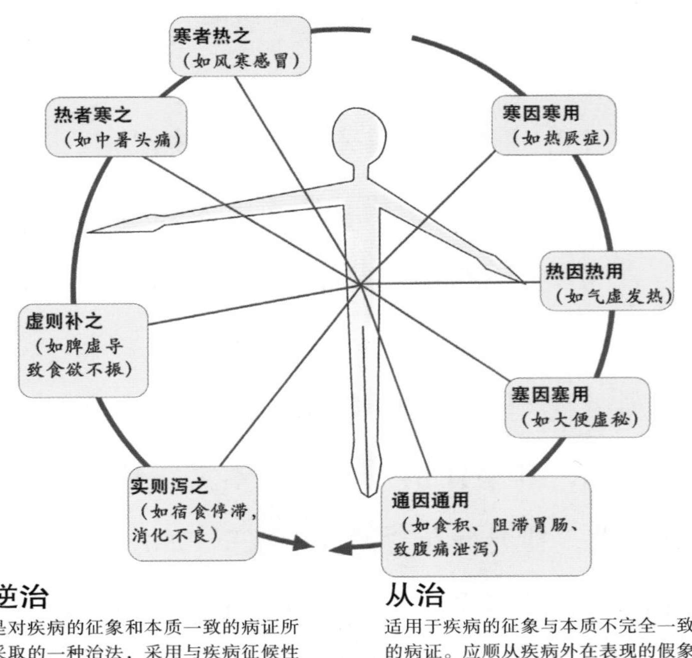

逆治

是对疾病的征象和本质一致的病证所采取的一种治法，采用与疾病征候性质相反的方药进行治疗

从治

适用于疾病的征象与本质不完全一致的病证。应顺从疾病外在表现的假象特征而治，即采用的药物或食料的性质与疾病征象中的假象性质相同

1. 礞石滚痰丸

《玉机微义》方，有泻火逐痰之功效。主治实热老痰证。

大黄（酒蒸）、黄芩（酒洗）各24克，沉香2克，青礞石（煅）3克。上为细末，水泛小丸，每服6～9克，日1～2次，温开水送下。

2. 生铁落饮

《医学心悟》方，有镇心除痰、宁神定志之功效。主治痰火上扰的癫狂。

天冬、麦冬、贝母各9克，胆南星、橘红、远志、石菖蒲、连翘、茯苓、茯神各3克，玄参、钩藤、丹参各5克，辰砂1克。生铁落煎，取此水煎药。

3. 当归承气汤

《素问病机气宜保命集》方。主治阳狂，奔走骂詈，不避亲疏。

当归、大黄各30克，甘草15克，芒硝27克。共为粗末，每次服60克，加生姜5片、大枣10枚，水煎，去渣热服，以大便利为度。

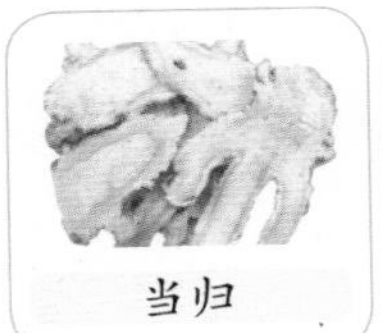
当归

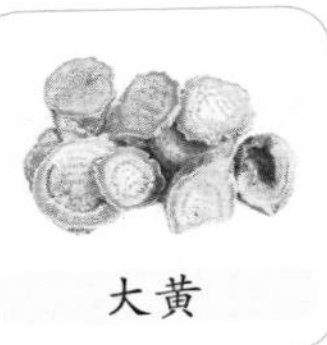
大黄

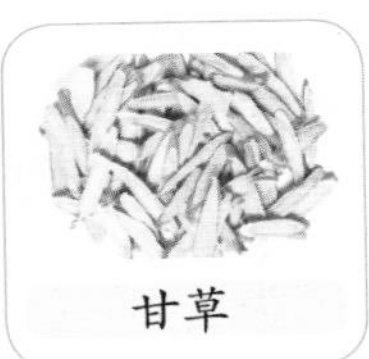
甘草

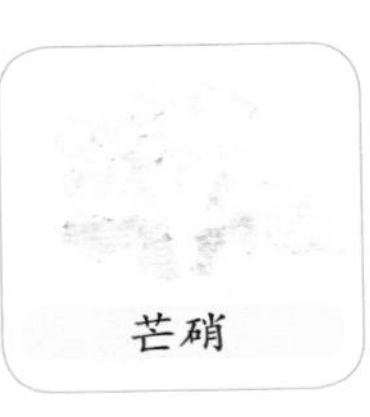
芒硝

读书笔记

4. 磁朱丸

《备急千金要方》方，有重镇安神之功效。主治水不济火、心悸失眠、癫狂等。

磁石60克，朱砂30克，神曲120克。上药为末，炼蜜为丸，如梧桐子大。每服3丸，日服3次。

5. 温胆汤

《三因极一病证方论》方，有化痰和胃、养心安神之功效。主治胆胃不和、痰热内扰、虚烦不眠，或呕吐呃逆、惊悸不宁、癫痫等。

半夏、竹茹、枳实各6克，陈皮9克，炙甘草3克，茯苓4.5克。加生姜5片，大枣1枚，水煎服。

6. 当归芦荟丸

《黄帝素问宣明方论》方，即当归龙荟丸，有清泻肝胆实火之功效。主治肝胆实火证。

当归、龙胆草、栀子、黄连、黄芩、黄柏各30克，芦荟、青黛、大黄各15克，木香0.3克，麝香1.5克。为末，炼蜜为丸，如小豆大，小儿如麻子大，每服20丸，生姜汤下。

7. 丹矾丸

主治5种痫证。

黄丹30克，白矾60克。二味入银罐中，煅通红为末，加茶30克，煎汤，和炼蜜为丸如绿豆大，朱砂为衣，每服30丸，茶汤送下。

读书笔记

五淋癃闭赤白浊遗精第十八

名家带你读

本篇论述了五淋的病因病机、分类及辨治方药；分析了癃闭的病证特点与辨治规律；论述了浊证和遗精的辨治规律。

五淋病　皆热结　**淋者，小便痛涩淋沥，欲去不去，欲止不止是也，皆热气结于膀胱。**

五淋病：五种淋病，临床上表现各有不同，但总以小便频急，淋沥不尽，尿道涩痛，小腹拘急，痛引腰腹为基本特征。

膏石劳　气与血　**石淋下如沙石，膏淋下如膏脂，劳淋从劳力而得，气淋气滞不通、脐下闷痛，血淋瘀血停蓄、茎中割痛。**

【白话译文】

五淋病的发病原因都是湿热结于膀胱所致。五淋包括膏淋、石淋、劳淋、气淋和血淋。

读书笔记

淋病的证型及其症状表现

常见证型	症状表现
石淋	小便时如见沙石，尿道疼痛，或腰腹绞痛难忍，即“下如沙石”
膏淋	小便混，色如米泔，置之沉淀如絮状，上有浮油如脂，即“下如膏脂”者
劳淋	小便淋沥不畅，时作时止，遇劳即发，即“从劳力而得”者
气淋	少腹膨满胀气，常有余沥未尽，即“气滞不通，脐下闷胀痛”者

（续表）

常见证型	症状表现
血淋	热邪损伤血络，瘀血停蓄膀胱，尿道疼痛，状如刀割

五淋汤　是秘诀　石淋以此汤煎送发灰、滑石、石首鱼头内石（研末）。膏淋合萆（bì）薢（xiè）分清饮。气淋加荆芥、香附、生麦芽；不愈，再加升麻或用吐法。劳淋合补中益气汤。血淋加牛膝、郁金、桃仁，入麝（sh è）香少许，温服。

败精淋　加味啜（chuò）　过服金石药，与老人阳已痿，思色以降其精，以致内败而为淋，宜前汤加萆薢、石菖（chāng）蒲（pú）、菟（tù）丝子以导之。

外冷淋　肾气咽　五淋之外，又有冷淋。其症外候恶冷，喜饮热汤，宜加味肾气丸以盐汤咽下。

败精淋：意指精液衰败而致淋。

冷淋：即寒淋，小便淋涩不畅而见寒证者。

【白话译文】

五淋汤是治疗各种淋证的秘诀，随症加减，可以统治5种淋病。如遇精液衰败而致的淋病，可在本方中加入萆薢、石菖蒲、菟丝子。此外，还有一种冷淋，因肾虚冷气客于下焦所致，应该用淡盐汤送服加味肾气丸治疗。

点滴无　名癃（lóng）闭　小便点滴不通，与五淋之短缩不同。

癃闭：病名。又称小便不通，尿闭。以小便量少，点滴而出，甚则闭塞不通为主证的一种疾患。其中以小便不利，点滴而短少，病势较缓者称为“癃”；以小便闭塞，点滴全无，病势较急者称为“闭”。癃和闭虽有区别，但都是指排尿困难，只是轻重程度上的不同，因此多合称为癃闭。

【白话译文】

小便点滴而出，甚则闭塞不通为临床特征的一种病证，称为癃闭。

淋证与癃闭鉴别表

	癃闭	淋证
病因	湿热蕴结，肺热气壅，尿道阻塞，脾肾亏虚，肝郁气滞	膀胱湿热，脾肾亏虚，肝气郁滞
病机要点	肾和膀胱气化失司	湿热蕴结下焦，膀胱气化不利
主症	排尿困难，点滴而下或余沥不尽，尿量减少，甚至点滴全无，蓄于膀胱	尿频，排尿次数增多，伴尿道灼热、疼痛，尿量正常

气道调（tiáo） 江河决 **前汤加化气之药，或吞滋肾丸多效。《孟子》云：若决江河，沛然莫之能御也。引来喻小便之多也。**

气道：人体内气的通道。

上窍通 下窍泄 **如滴水之器，闭其上而倒悬之，点滴不能下也。去其上闭，而水自通。宜服补中益气汤，再服以手探吐。**

外窍开 水源凿 **又法：启其外窍，即以开其内窍。麻黄力猛，能通阳气于至阴之地下；肺气主皮毛，配杏仁以降气下达州都，导水必自高原之义也。以前饮加此二味甚效。夏月不敢用麻黄，以苏叶、防风、杏仁等分，水煎服，温覆微汗，水即利矣。虚人以人参、麻黄各一两，水煎服，**

水源：水的发源地，此处指肺、肾。

读书笔记

神效。

分利多　医便错　**愈利愈闭矣。**

分利：利小便。

【白话译文】

治疗癃闭，首先应当调理三焦气机，气机调顺，小便自然畅通，就像江河决口一样，一泻而下。同样的道理，如果上窍通畅了，下窍也就可以排泄；毛孔开泄，就能疏凿水源，即宣发肺气，通调水道。如果不注意从以上几方面入手治疗，只是一味地分利小便，这样的治疗是错误的，反而愈利愈闭。

浊又殊　窍道别　**淋出溺窍，浊出精窍。**

前饮投　精愈涸（hé）　**水愈利而肾愈虚矣。**

浊：小便混浊，色如米泔，排尿不痛，有白浊、赤浊之分。

涸：水干。

【白话译文】

小便浑浊与淋病又不同，从病位上看，浊出精窍，淋出溺窍，如果仍用五淋汤来治疗，会使肾精愈利愈亏。

肾套谈　理脾恪（kè）　**治浊只用肾家套药，不效。盖以脾主土，土病湿热下注，则小水浑浊。湿胜于热则为白浊，热胜于湿则为赤浊，湿热去则浊者清矣。**

肾套：治疗肾病的那些常用方法。

分清饮　佐黄柏（bò）　**萆薢分清饮加苍术、白术，再加黄柏苦以燥湿，寒以除热。**

心肾方　随补缀　**六味汤丸加龙、牡，肾药也。**

补缀：此处当补充讲。

四君子汤加远志，心药也。心肾之药与前饮间服。

【白话译文】

治浊病只知道套用一般治肾的方法，往往效果不好。正确的方法是调理脾胃，方剂应该用萆薢分清饮加黄柏、苍术、白术来治疗。如果间服一些治心肾的方药，那么治疗方法就更全面、效果更好。

若遗精　另有说　**与浊病又殊。**

有梦遗　龙胆折（zhé）　**有梦而遗，相火旺也。余每以龙胆泻肝汤送下五倍子丸二钱，多效。张石顽云：肝热则火淫于内，魂不内守，故多淫梦失精。又云：多是阴虚阳扰，其作必在黎明阳气发动之时，可以悟矣。妙香散甚佳。**

无梦遗　十全设　**无梦而遗，是气虚不能摄精，宜十全大补汤加龙骨、牡蛎、莲须、五味子、黄柏，为丸常服。**

坎离交　亦不切　**时医遇此症，便云心肾不交，用茯神、远志、莲子、枣仁之类，未中病情，皆不切之套方也。**

【白话译文】

遗精与浊病又不同，另有其特殊的病因病机和治疗方法。有梦而遗精，多属相火妄动，治疗可用龙胆泻肝汤清

遗精：因脾肾亏虚、精关不固，或火旺湿热、扰动精室所致的不因性生活而精液频繁遗泄为临床特征的病症。

有梦遗：有梦而遗精者，称为梦遗。

无梦遗：无梦而遗精，甚至清醒时精液自出者，称为滑精。

坎离交：心肾相交的意思。

泻肝胆相火；无梦而遗精，是属气虚不能收摄，治疗宜用十全大补汤加味，以双补气血。时医每遇遗精，便认为是心肾不交，都不能切中病情，这是很不切实际的。

1. 五淋汤

《鸡峰》方。统治5种淋证。

赤茯苓9克，白芍、栀子各6克，当归、甘草各3克。加灯心草14寸，水煎服。

2. 萆薢分清饮

《丹溪心法》方，有温暖下元、利湿化浊之功效。主治下焦虚寒，小便白浊，频数无度，白如米泔，凝如膏糊。

益智仁、川萆薢、石菖蒲、乌药、茯苓各10克，甘草6克。加盐少许水煎服，每日两次。

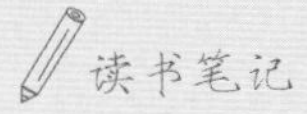

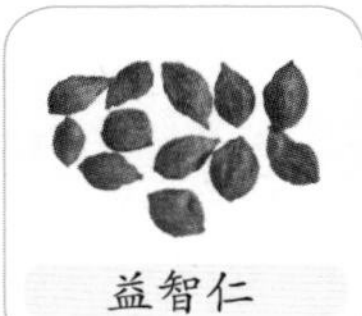
益智仁

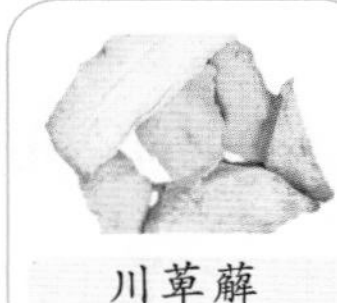
川萆薢

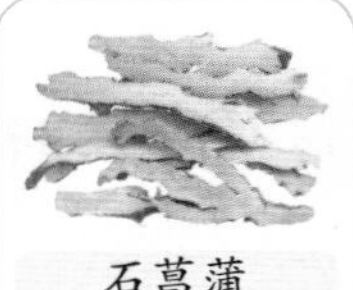
石菖蒲

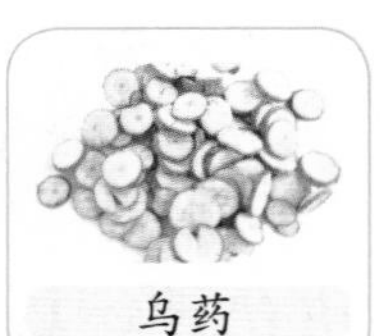
乌药

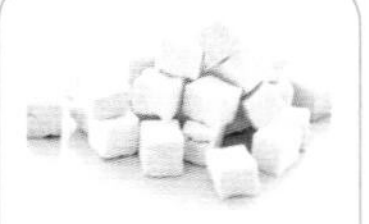
茯苓

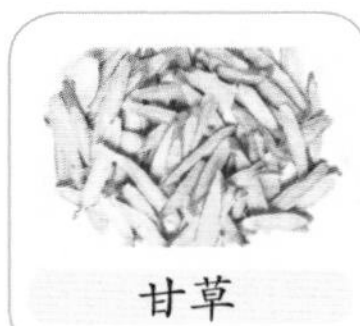
甘草

3. 补中益气汤

见中风附方。

4. 加味肾气丸

见水肿附方。

5. 滋肾丸

《兰室秘藏》方，又名通关丸。治小便点滴不通及冲脉上逆喘呃等症状。

黄柏、知母各30克，肉桂3克。共研末。水泛为丸，如梧桐子大，阴干。每服9克，淡盐汤下。

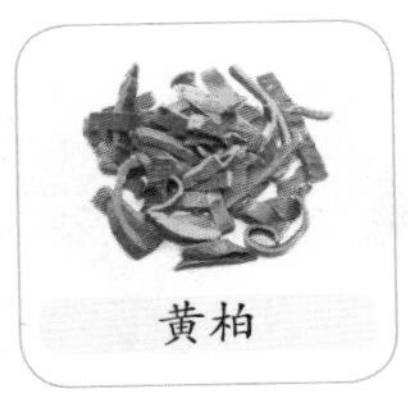
黄柏

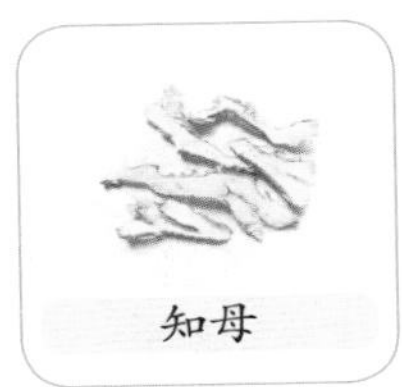
知母

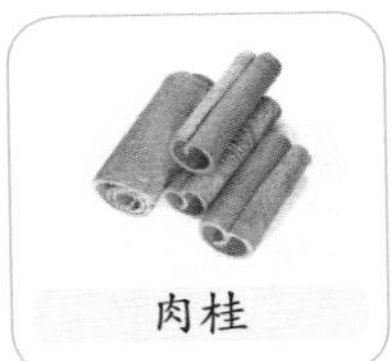
肉桂

6. 四君子汤

《太平惠民和剂局方》方，有益气健脾之功效，主治脾胃气虚，症见面色萎白、语声低微、四肢无力、食少便溏。

人参（去芦）10克，白术、茯苓（去皮）各9克，炙甘草6克。水煎服。

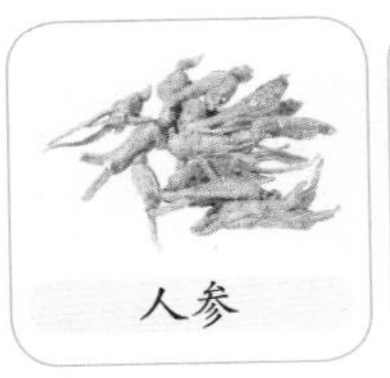
人参

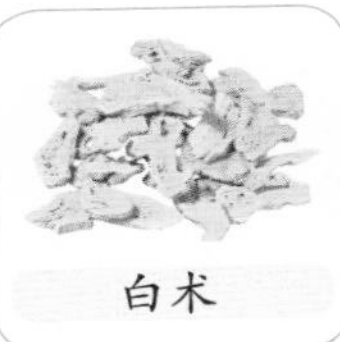
白术

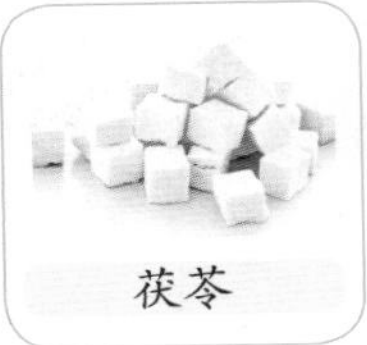
茯苓

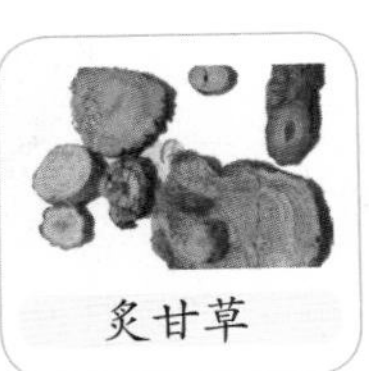
炙甘草

读书笔记

7. 龙胆泻肝汤

《医方集解》方，有清泻肝胆实火、清利肝经湿热之功效，主治肝胆湿热证，症见阴肿、阴痒、筋痿、阴汗、小便淋浊，或妇女带下黄臭、舌红苔黄腻、脉弦数有力等。

龙胆草 6 克，黄芩 9 克，栀子 9 克，泽泻 12 克，木通 9 克，车前子 9 克，当归 3 克，生地黄 9 克，柴胡 6 克，甘草 6 克。水煎服；亦可制成丸剂，每服 6 ～ 9 克，每日两次，温开水送下。

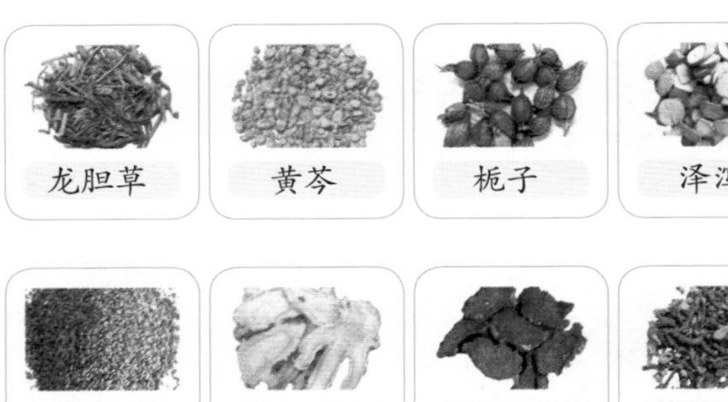

8. 五倍子丸

《医学从众录》方。治遗精固脱之方。

五倍子（青盐煮干，焙）、茯苓各 6 克。为末，炼蜜为丸，如梧桐子大。每服 6 克，盐汤下，日二服。

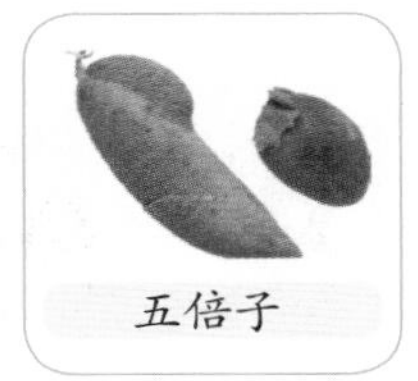
五倍子

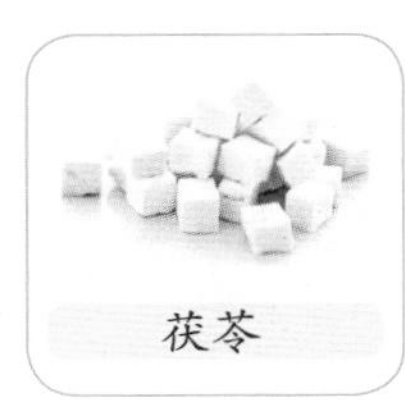
茯苓

读书笔记

9. 妙香散

见心腹痛胸痹附方。

10. 十全大补汤

《太平惠民和剂局方》方，有温补气血之功效。主治气血两虚证。

人参、肉桂、川芎各6克，干地黄、茯苓、白术、炙甘草、黄芪、当归、白芍各9克。为粗末，每服9克，加生姜3片，大枣2枚，水煎服。

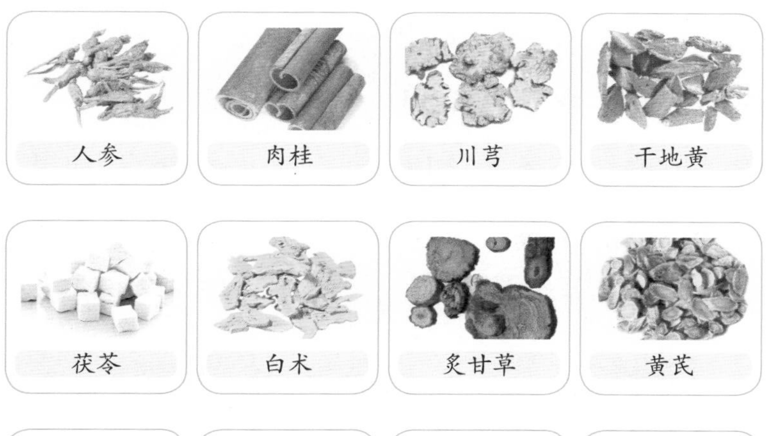

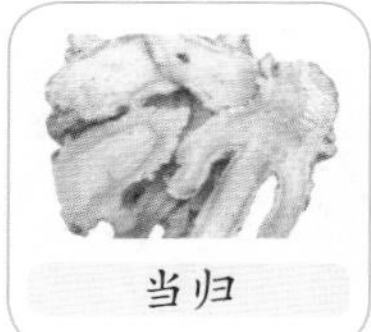
当归

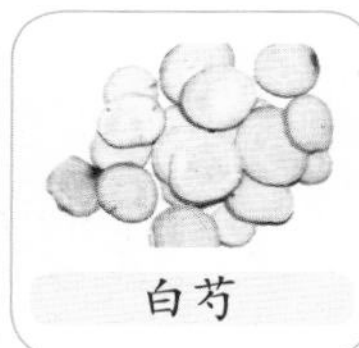
白芍

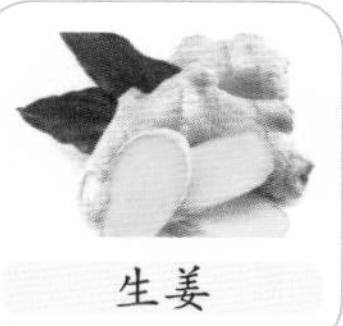
生姜

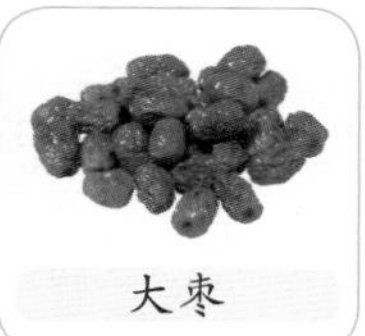
大枣

读书笔记

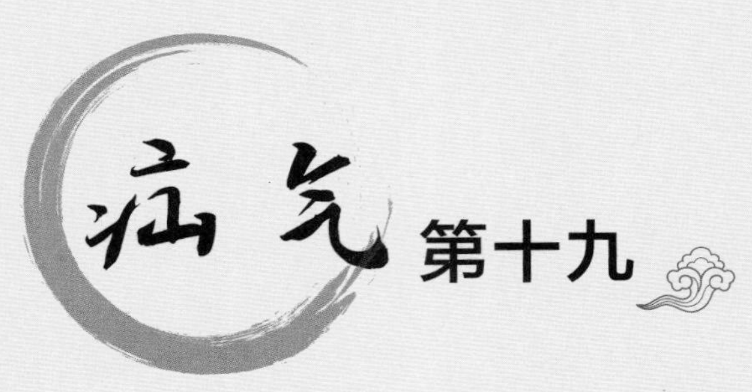

疝气第十九

名家带你读

本篇指出疝气的病位在任脉，其治在厥阴肝经；论述了疝气按其证候特点的不同分为寒疝、筋疝、水疝、气疝、血疝、狐疝、癞疝 7 种；论述了疝气的辨治规律。

疝：病名，出《素问·大奇论》等篇。临床表现为少腹疼痛，牵引睾丸，或睾丸偏坠，阴囊肿胀。

任：任脉，为奇经八脉之一。

读书笔记

疝（shàn）任病 归厥阴

经云：任脉为病，外结七疝，女子带下瘕（jiǎ）聚。丹溪专治厥阴者，以肝主筋，又主痛也。

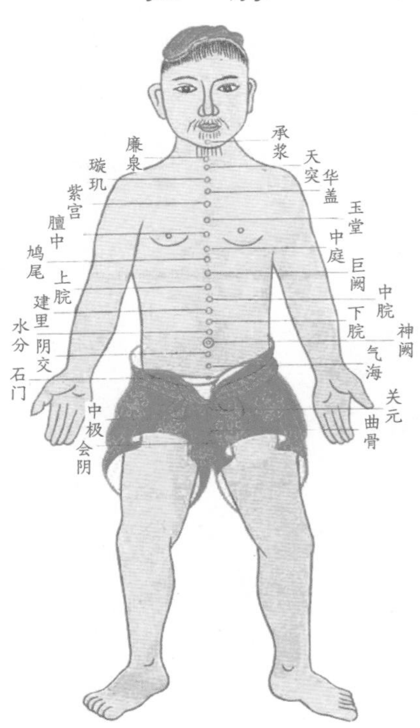

【白话译文】

疝气是属于任脉的疾病，也与厥阴肝经有关。

寒筋水　气血寻　寒疝、水疝、筋疝、气疝、血疝。

狐出入　㿉（tuí）顽麻　狐疝：卧则入腹，立则出腹。㿉疝：大如升斗，顽麻不痛。

【白话译文】

根据疝气的症状，可分为寒疝、筋疝、水疝、气疝、血疝、狐疝、㿉疝。狐疝卧则入腹，立则出腹，出入不定，如狐之出没无常，故名；㿉疝大如升斗，并有顽麻重坠的感觉。

疝气的证型及其症状表现

疝气证型	症状表现
寒疝	寒邪侵袭厥阴经，症见阴囊冷硬肿痛，痛引睾丸，阳痿不举，喜暖畏寒，形寒肢冷等
筋疝	肝经湿热，房室劳伤所致茎中作痛，筋挛急缩，或痒或肿，或筋缓不收，或有精液流出
水疝	肾虚，复感风寒，湿流囊中致阴囊肿大疼痛，亮如水晶，或湿痒汗出，小腹按之有水声
气疝	每于恼怒过度或过劳时发作，气平静即逐渐缓解，发作则阴囊偏坠肿痛，上连腰部
血疝	素有瘀血，或跌仆损伤，阴囊、睾丸瘀血肿痛，痛如锥刺，痛处不移
狐疝	小肠坠入阴囊，卧则入腹，立则出腹，如狐之出入无常
㿉疝	寒湿引起的阴囊肿大、坚硬、重坠、胀痛。亦指女性少腹肿的病证

读书笔记

专治气　景岳箴　景岳云：疝而曰气者，病在气也。寒有寒气，热有热气，湿有湿气，逆有逆气，俱当兼用气药也。

【白话译文】

治疗疝气，必须从理气入手，这是张景岳的主张。

五苓散　加减斟　**《别录》以此方加川楝（liàn）子、木通、橘核、木香，通治诸疝。**

茴香料　著医林　**三层茴香丸治久疝，虽三十年之久，大如栲（kǎo）栳（lǎo），皆可消散。**

栲栳：用竹篾或柳条编成的盛物器具。

痛不已　须洗淋　**阴肿核中痛，《千金翼》用雄黄一两、矾石二两、甘草一尺，水一斗，煮二升洗之，如神。**

【白话译文】

疝气可用五苓散随症加减治疗。至于三层茴香丸治疝气，在医学界久负盛名。如疝气疼痛不止，那就要以药物外洗（如《千金翼》洗方）痛处，以助药力。

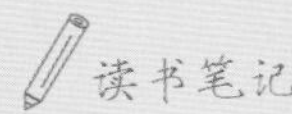

1. 五苓散

《伤寒论》方。利水渗湿、温阳化气。主治蓄水证及水湿内滞证。

猪苓（去皮）、白术、茯苓各9克，泽泻15克，桂枝（去皮）6克。捣为散，每服6～10克，多饮水，取微汗。

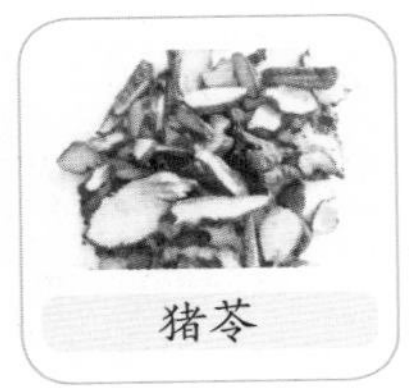
猪苓

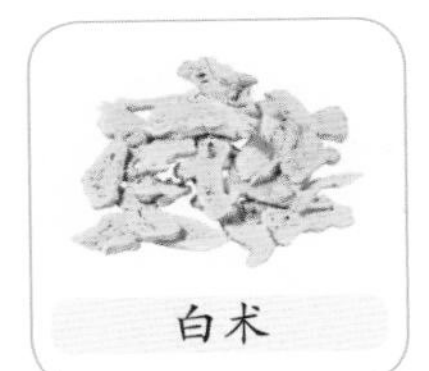
白术

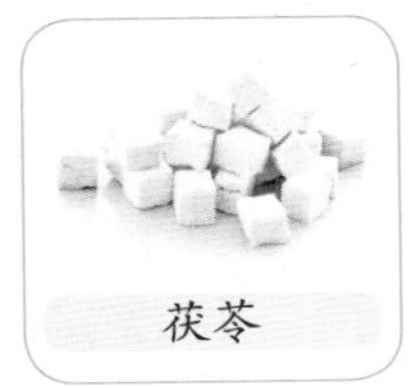
茯苓

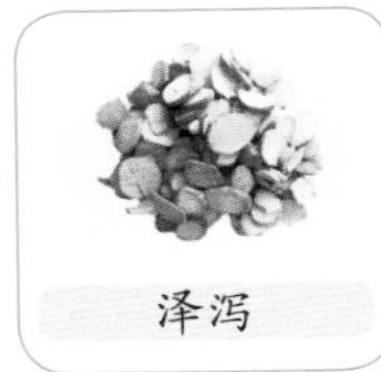
泽泻

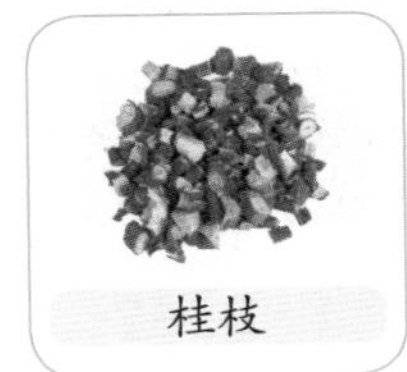
桂枝

2. 三层茴香丸

《证治准绳》方，为补虚暖肾，治疗寒疝的方剂。用于寒疝患者，共分三料。

第一料由茴香、川楝子、沙参、木香等四味药组成；

第二料为前方加荜茇、槟榔；

第三料即第二料中再加茯苓、附子。

轻者用第一料即可止痛，重者用第二料，更重者用第三料。

3.《千金翼》洗方

治男子阴囊肿大如斗，睾丸作痛。

雄黄末 30 克，矾石 60 克，甘草 21 克。水 5 杯，煎 2 杯。

读书笔记

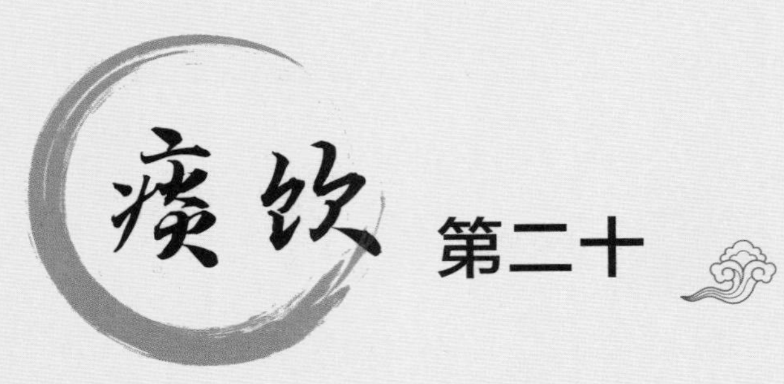

痰饮 第二十

名家带你读

本篇指出痰饮的病因是水饮停留；论述了其治疗原则，燥痰宜润肺化痰，湿痰宜温脾化饮；指出了《金匮要略》对痰饮的分类与辨治规律；论述了痰饮的用药纲领与对症方药。

痰饮源　水气作　**水气上逆，得阳煎熬则稠而成痰，得阴凝聚则稀而成饮。然水归于肾，而受制于脾，治者必以脾肾为主。**

【白话译文】

痰饮病的根源是由于体内水液输布运化失常，水液停聚而引起的。

燥湿分　治痰略　**方书支离不可听。只以燥湿为辨，燥痰宜润肺，湿痰宜温脾，握要之法也。宜参之“虚痨”“咳嗽”等篇。或老痰宜王节斋化痰丸，实痰怪症，宜滚痰丸之类。**

燥：燥痰。干咳少痰，痰黏难咳。

湿：湿痰。清稀色白，易咳出。

【白话译文】

痰有燥痰和湿痰的分别，这是治痰的要领。

湿痰和燥痰的鉴别

证候	概念	病因	病机	特殊表现	痰象
湿痰	痰盛兼湿象	脾虚不运，痰湿内生，或外感寒湿束肺困脾，水湿不化，停聚成痰	脾虚湿因，痰湿上焦，中焦气机，痰湿阻遏，清阳不达四肢	胸痞，纳少呕恶，身重困倦，苔厚腻，脉濡滑	痰多质稠易咯色白或灰
燥痰	痰证兼燥象	感受燥邪或热邪灼津化燥煎灼津液成痰	津伤化燥，燥盛则干，燥伤肺络，燥伤肠津	口鼻干燥，咽喉干燥，大便干燥，舌干少津	咳痰黏稠量少难咳或痰中带血或痰为白沫

四饮名　宜斟酌　《金匮》云：其人素盛今瘦，水走肠间，沥沥有声，谓之痰饮。注：即今之久咳痰喘是也。饮后水流在胁下，咳唾引痛，谓之悬饮。注：即今之停饮胁痛症也。饮水流行，归于四肢，当汗出而不汗出，身体疼重，谓之溢饮。注：即今之风水、水肿症也。咳逆倚息，气短不得卧，其形如肿，谓之支饮。注：即今之停饮喘满不得卧症也。又支饮，偏而不中正也。

四饮：痰饮、悬饮、溢饮、支饮。

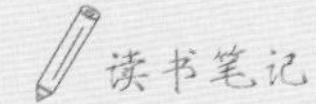
读书笔记

参（cān）五脏　细量度（duó）　四饮犹未尽饮邪之为病也。凡五脏有偏虚之处，而饮留之。言脏不及腑者，腑属阳，在腑则行矣。《金匮》

曰：水在心，心下坚筑短气，恶水不欲饮。水在肺，吐涎沫欲饮水。水在脾，少气身重。水在肝，胁下支满，嚏而痛。水在肾，心下悸。

【白话译文】

《金匮要略》所述痰饮有4种类型，即痰饮、悬饮、溢饮、支饮，应该细细斟酌。同时，《金匮要略》又指出以上痰饮病还能影响五脏，要加以仔细分析。

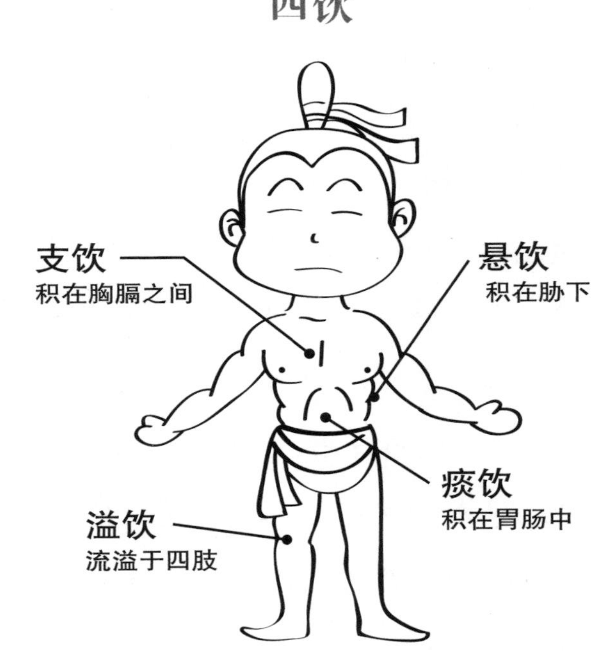

补和攻：补益、调和、攻下的方法。

凿凿：确实、确切。这里指疗效可靠。

补和攻　视强弱　宜补、宜攻、宜和，视乎病情，亦视乎人之本体强弱而施治也。

十六方　各凿凿　苓桂术甘汤、肾气丸、甘遂

半夏汤、十枣汤、大青龙汤、小青龙汤、木防己汤、木防己加茯苓芒硝汤、泽泻汤、厚朴大黄汤、葶苈大枣泻肺汤、小半夏汤、己椒葶苈丸、小半夏加茯苓汤、五苓散、《外台》茯苓饮。

【白话译文】

治疗痰饮或用补法，或用和法，或用攻法，都须根据病情和患者的身体强弱来决定。治疗痰饮病，《金匮要略》中共有 16 个方子，如果运用得当，每个方子的疗效，都是很确切的。

温药和 博返约 **《金匮》云：病痰饮者，当以温药和之。忽揭出“温药和之”四字，即金针之度也。盖痰饮，水病也，水归于肾，而受制于脾；欲水由地中行而归其壑者，非用温药以化气不可也；欲水不泛溢而筑以堤防者，非用温药以补脾不可也。如苓桂术甘汤、肾气丸、小半夏汤、五苓散之类，皆温药也。即如十枣汤之十枚大枣，甘遂半夏汤之半升白蜜，木防己汤之参、桂，葶苈汤之大枣，亦寓温和之意。至于攻下之法，不过一时之权宜，而始终不可离温药之旨也。**

阴霾除 阳光灼 **饮为阴邪，必使离照当空，而群阴方能退散。余每用参苓术附加生姜汁之类**

博返约：提纲挈领、简明扼要的意思。

金针之度：高深的技巧。

灼：照耀的意思。

读书笔记

取效。

滋润流 时医错 方中若杂以地黄、麦冬、五味附和其阴，则阴霾冲逆肆空，饮邪滔天莫救矣，即肾气丸亦宜慎用。

滋润流：具有滋润作用的一类方剂。

【白话译文】

《金匮要略》说“病痰饮者，当以温药和之”，是简明扼要、提纲挈领之句。这是因为患痰饮者多半是阳衰阴盛，所以在治疗原则上，应该用温性药物来助阳行水化湿，就像消除了阴云的遮蔽，能使阳光普照大地一样。后世有些医生以滋润性质的药物来治疗痰饮，这只能更助阴邪，那是十分错误的。

真武汤 水归壑（hè） 方中以茯苓之淡以导之，白术之燥以制之，生姜之辛以行之，白芍之苦以泄之，得附子本经之药，领之以归其壑。

壑：山沟。

白散方 窥秘钥 《三因》白散之妙，喻嘉言解之甚详。见于《医门法律·中风门》。

白散方：指《三因》白散。

【白话译文】

真武汤温阳利水，可以引导痰饮下归于肾而排泄出去，像引导泛滥的水回到山沟里一样。如果掌握了用《三因》白散治疗痰饮，那就如同拿到一把可以打开治疗痰饮病窍门的钥匙。

读书笔记

1. 王节斋化痰丸

《明医杂著》方，有开郁降火、清润肺金、消凝结之痰之功效。主治津液为火熏蒸，凝结成痰，根深蒂固，以此缓治之。

香附、桔梗、连翘各15克，橘红、瓜蒌仁、黄芩、天冬、海蛤粉各30克，青黛、芒硝各9克。共为细末，炼蜜入生姜少许制为丸。

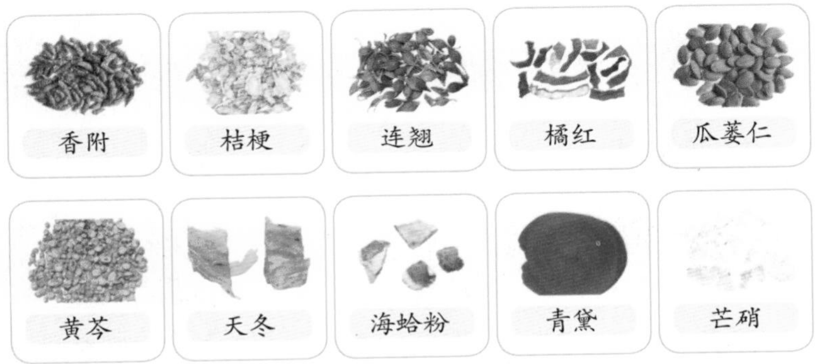

2. 滚痰丸

《丹溪心法附余》方，有泻火逐痰之功效。主治实热老痰、发为癫狂。

大黄、黄芩各240克，礞石、焰硝各30克，沉香15克。上药为末，水泛为丸。

3. 苓桂术甘汤

见气喘附方。

读书笔记

4. 肾气丸

见虚痨附方。

5. 甘遂半夏汤

《金匮要略》方，有攻逐水饮之功效。主治饮邪留连不去、心下坚满。

甘遂大者3枚，半夏12枚，芍药5枚，炙甘草（如指大）1枚。水煎服。

注：方内有甘遂、甘草，此两味属相反配伍，应引起注意。

6. 十枣汤

见心腹痛胸痹附方。

7. 大青龙汤

《伤寒论》方，有发汗解表、清热除烦之功效。主治外感风寒、寒热俱重、不汗出而烦、身痛、脉浮。

麻黄、石膏各12克，桂枝4克，甘草5克，杏仁6克，生姜9克，大枣3枚。水煎服。

读书笔记

8. 小青龙汤

见咳嗽附方。

9. 木防己汤

《金匮要略》方，有化气行水之功效。主治膈间支饮，心下痞坚，面色黧黑，脉沉紧。

木防己9克，石膏30克，桂枝6克，人参12克。水煎服。

10. 木防己加茯苓芒硝汤

即木防己汤去石膏加茯苓芒硝，《金匮要略》方。前方有人参，吐下后，水邪因虚而结者，故用此汤，去石膏之寒，加茯苓直输水道，芒硝峻开间结也。又：此方与小青龙汤治吼（当为齁）喘病甚效。

木防己、桂枝各6克，茯苓、人参各12克，芒硝8克。水煎服。

11. 泽泻汤

《金匮要略》方。支饮虽不中正，而迫近于心，饮邪上承清阳之位，其人善冒眩。冒者，昏冒而神不清，如有物冒蔽之也。眩者，目眩转而乍见眩黑也。以此汤。

泽泻15克，白术6克。水煎服。

12. 厚朴大黄汤

《金匮要略》方。治支饮胸满。

厚朴6克，大黄9克，枳实5克。水煎服。

13. 葶苈大枣泻肺汤

见气喘附方。

14. 小半夏汤

《金匮要略》方，有和胃降逆、消痰蠲饮之功效。主治痰饮内停、心下痞闷、呕吐不渴，及胃寒呕吐、痰饮咳嗽。

半夏18克，生姜15克。水煎，分两次温服。

读书笔记

15. 已椒苈黄丸

《金匮要略》方，有泻热逐水、通利二便之功效。主治水饮积聚脘腹、肠间有声、腹满便秘。

防己 12 克，椒目 5 克，葶苈子（炒）、大黄各 10 克。蜜丸如梧子大，先食饮服一丸，日三服，稍增，口中有津液。

16. 小半夏加茯苓汤

见气喘附方。

17. 五苓散

见疝气附方。

18. 茯苓饮

《外台秘要》方。主治积饮既去，而虚气塞满其中，不能进食，此证最多，此方最妙。

茯苓、人参、白术各 5 克，枳实 3 克，橘皮 4 克，生姜 6 克。水煎，日三服。

19. 真武汤

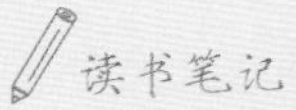

见气喘附方。

20.《三因》白散

《三因极一病证方论》方。主治呕吐痰沫、头目眩晕。

滑石 15 克，半夏 9 克，附子 6 克。共研末，每服 15 克，加生姜 3 片、白蜜 3 匙，水一杯半，煎七分服。

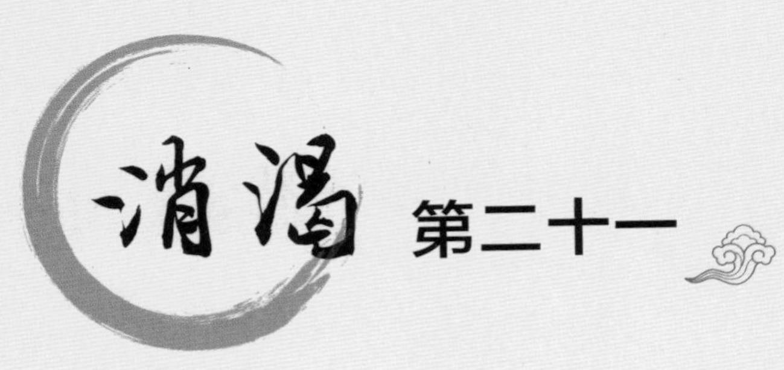

消渴 第二十一

名家带你读

本篇指出了消渴的病理机制是津液干枯，治疗的对症专方是六味丸加肉桂、五味子煎冷服；论述了《金匮要略》对消渴病分三类的辨治规律；论述了治疗消渴病的变法。

消渴症　津液干　口渴不止为上消，治以人参白虎汤。食入即饥为中消，治以调胃承气汤。饮一溲一小便如膏为下消，治以肾气丸。其实皆津液干之病也，赵养葵变其法。

七味饮　一服安　赵养葵云：治消症无分上、中、下，但见大渴、大燥，须六味丸料一斤、肉桂一两、五味子一两，水煎六七碗，恣意冷饮之，睡熟而渴如失矣。白虎、承气汤皆非所治也。

消渴：病名，首出《素问·奇病论》。是由于先天禀赋不足，复因情志失调、饮食不节等原因所导致的以阴虚燥热为基本病机，以多尿、多饮、多食、乏力、消瘦，或尿有甜味为典型临床表现的一种疾病。

七味饮：按照其后自注，应该是八味饮。即六味地黄丸加肉桂、五味子。

【白话译文】

消渴的病因病机是津液干枯、燥热内生。治用六味地黄丸加肉桂、五味子，水煎六七碗，频服，很快就可以痊愈。

消渴症的典型症状

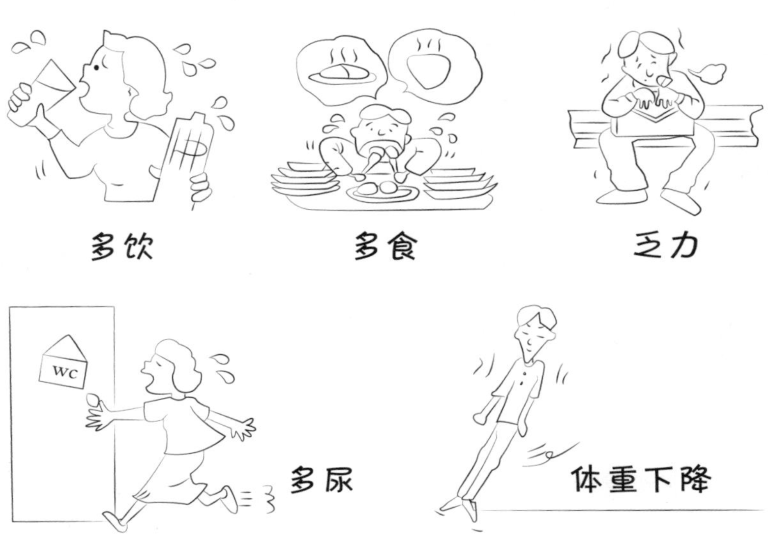

金匮法　别三般　**能食而渴者，重在二阳论治，以手太阳主津液，足太阳主血也。饮一溲一者，重在少阴论治，以肾气虚不能收摄，则水直下趋，肾气虚不能蒸动，则水不能上济也。不能食而气冲者，重在厥阴论治。以一身中唯肝火最横，燔（fán）灼无忌，耗伤津液，而为消渴也。《金匮》论消渴，开口即揭此旨，以补《内经》之未及，不必疑其错简也。**

二阳：足阳明胃病。主要症状是胃中有热、口渴、消谷善饥、大便干燥、小便次数多。

二阳病　治多端　**劳伤荣卫，渐郁而为热者，炙甘草汤可用，喻嘉言清燥汤即此汤变甘温为甘寒之用也。热气蒸胸者，人参白虎汤可用，《金匮》**

麦门冬汤即此汤变甘寒而为甘平之用也。消谷大坚者，麻仁丸加甘草、人参、当归可用，妙在滋液之中攻其坚也。盖坚则不能消水，如以水投石，水去而石自若也。消症属火，内郁之火本足以消水，所饮之水本足以济渴。只缘胃中坚燥，全不受水之浸润，转从火热之势，急走膀胱，故小便愈数而愈坚，愈坚而愈消矣。此论本喻嘉言，最精。

少阴病　肾气寒　**饮水多小便少名上消，食谷多而大便坚名食消，亦名中消，上中二消属热。唯下消症饮一溲（sōu）一，中无火化，可知肾气之寒也，故用肾气丸。**

少阴：足少阴肾的病症。

厥阴病　乌梅丸　**方中甘、辛、苦、酸并用。甘以缓之，所以遂肝之志也。辛以散之，所以悦肝之神也。苦以降之，则逆上之火顺而下行矣。酸以收之，以还其曲直作酸之本性，则率性而行所无事矣。故此丸为厥阴症之总剂。治此症除此丸外，皆不用苦药，恐苦以火化也。**

厥阴：足厥阴肝的病症。

读书笔记

【白话译文】

《金匮要略》将消渴分为3种类型来治疗。属于阳明胃病，治疗的方法很多，消谷善饥而大便坚硬者，可用麻子仁丸加当归、甘草、人参来治疗；如热气蒸胸者，可用人参白虎汤。属于少阴者，表现为肾气虚寒，可用肾气丸治疗。至于厥阴证，可用甘、辛、苦、酸并用的乌梅丸。

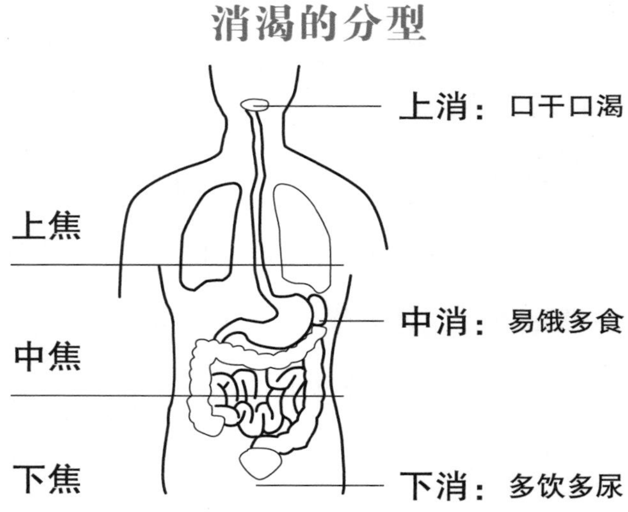

变通妙 燥热餐 有脾不能为胃行其津液，肺不能通调水道而为消渴者，人但知以清润治之，而不知脾喜燥而肺恶寒。试观泄泻者必渴，此因水津不能上输而惟下泄故尔。以燥脾之药治之，水液上升即不渴矣。余每用理中丸汤倍白术加栝蒌根，神效。

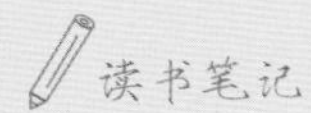

【白话译文】

正如前述，消渴是津液干枯、燥热内生所致，因此，治疗一般多用滋润养阴的方药。但临证非常复杂，如有一种因脾虚而致的消渴，那就必须变通方法，应服用温燥性质的方药，因脾喜燥恶湿的缘故，以恢复脾运化水谷精微的作用，津液能够上升，就不渴，方药可选用理中丸或理中汤之类的方剂。

1. 人参白虎汤

《伤寒论》方，即白虎加人参汤。有清热泻火、益气生津之功效。主治气分热盛而津气不足之证，故在白虎汤清热生津的基础上，加人参以益气生津。

知母 18 克，石膏 30～45 克，炙甘草 6 克，粳米 12 克，人参 9 克。煮米熟汤成，去滓，每日三次分服。

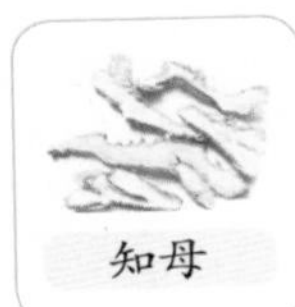
知母

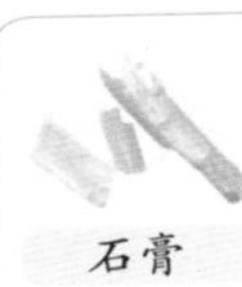
石膏

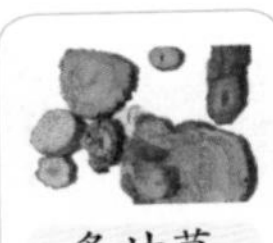
炙甘草

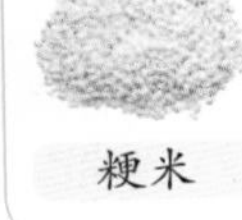
粳米

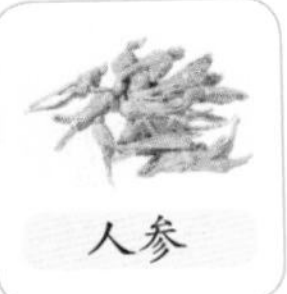
人参

2. 调胃承气汤

《伤寒论》方，有缓下热结之功效。主治阳明病，症见胃肠燥热、大便不通、口渴心烦、苔黄、脉滑数。

大黄、芒硝各 12 克，炙甘草 6 克。以水三升，煮二物至一升，去滓，纳芒硝，微煮，少温服之。

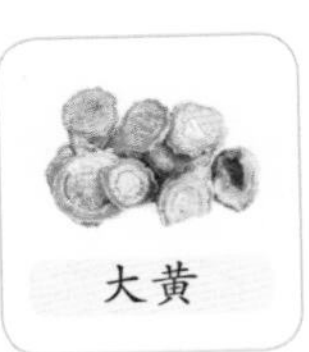
大黄

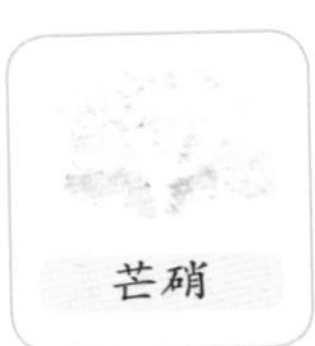
芒硝

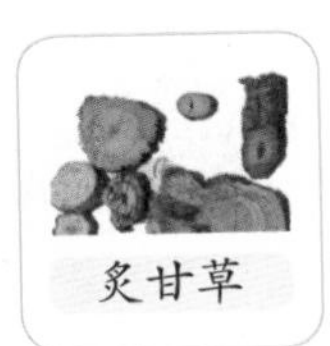
炙甘草

读书笔记

3. 肾气丸

见虚痨附方。

4. 六味丸

即六味地黄丸，见虚痨附方。

5. 炙甘草汤

《伤寒论》方，有益气养血、滋阴复脉之功效。主治阴血不足、阳气虚弱证。

炙甘草 12 克，生姜（切）、桂枝（去皮）各 9 克，人参、阿胶各 6 克，生地黄 50 克，麦冬（去心）、麻仁各 10 克，大枣 10 枚。水酒各半煎服，阿胶烊化。

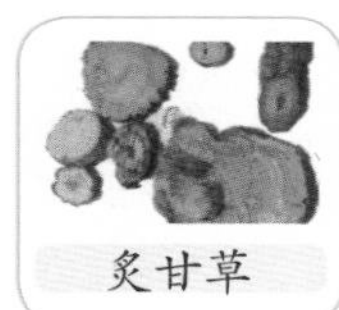
炙甘草

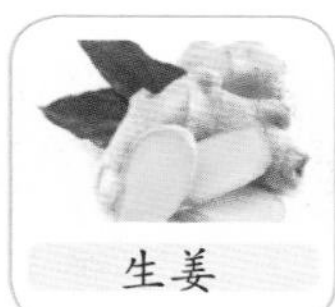
生姜

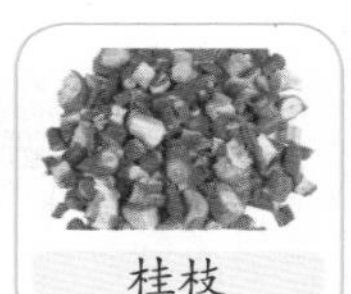
桂枝

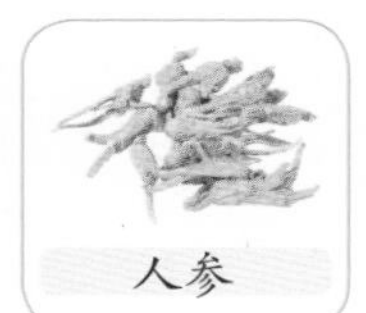
人参

阿胶

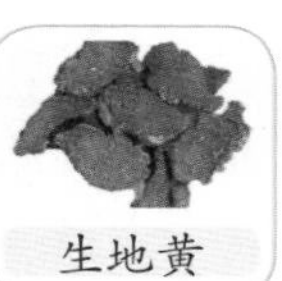
生地黄

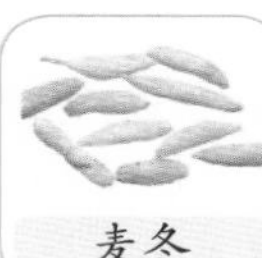
麦冬

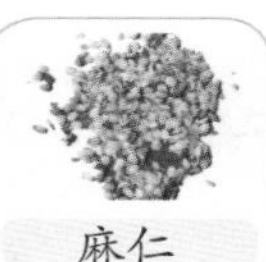
麻仁

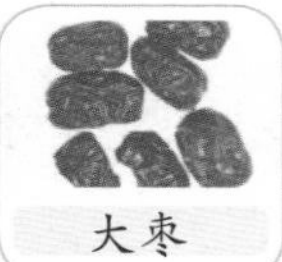
大枣

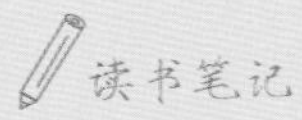

6. 清燥肺汤

即清燥救肺汤，《医门法律》方，有清燥润肺之功效。主治肺阴不足，症见干咳无痰、咽喉干燥、心烦口渴。

桑叶 9 克，石膏 7 克，人参、阿胶、杏仁各 2 克，麦冬 4 克，胡麻仁、枇杷叶、甘草各 3 克。水煎服。

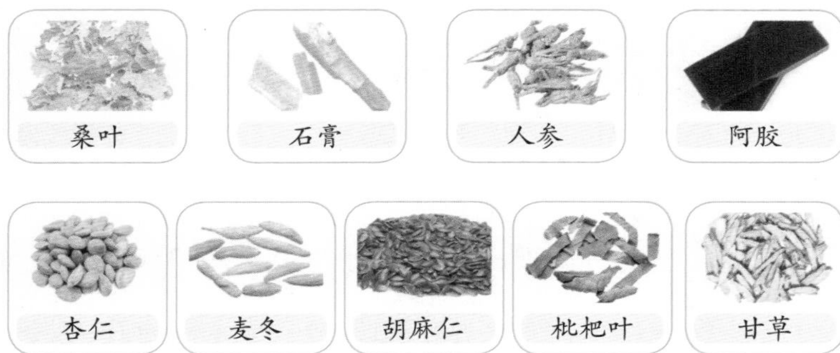

7. 麦门冬汤

《金匮要略》方，有清养肺胃、降逆下气之功效。主治肺痿。

麦门冬60克，半夏9克，人参6克，甘草4克，粳米6克，大枣12枚。水煎服。

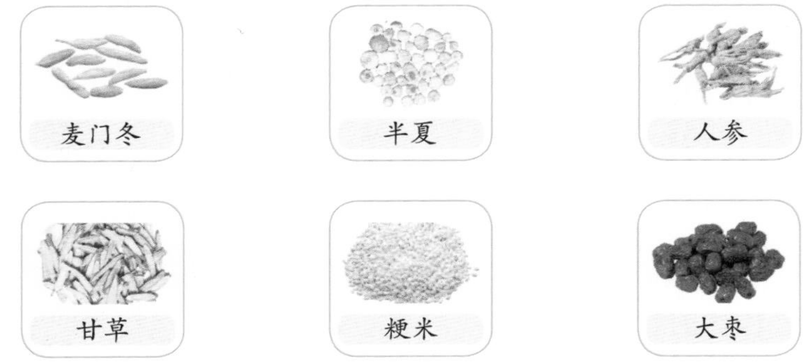

8. 麻仁丸

即麻子仁丸，《伤寒论》方，有润肠泄热之功效。主治胃肠燥热、津液不足、大便干结、小便频数。

麻子仁、大黄各500克，芍药、枳实、厚朴、杏仁各250克。上六味，研末，炼蜜为丸，如梧桐子大，饮服10丸，日三服。

读书笔记

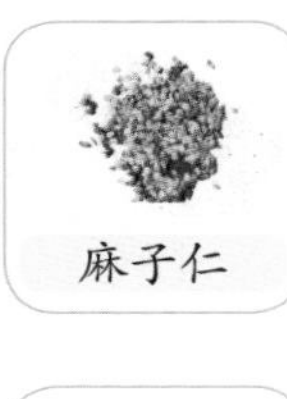
麻子仁

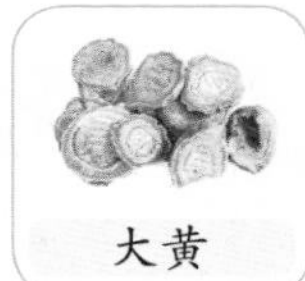
大黄

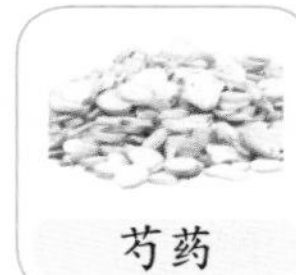
芍药

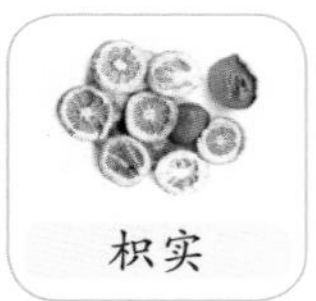
枳实

厚朴

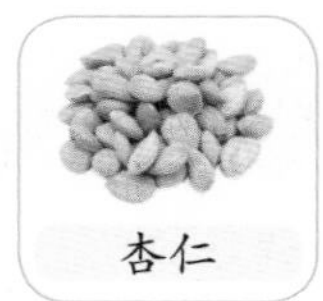
杏仁

9. 乌梅丸

见心腹痛胸痹附方。

10. 理中丸

见心腹痛胸痹附方理中汤，可蜜和为丸。

11. 理中汤

见心腹痛胸痹附方。

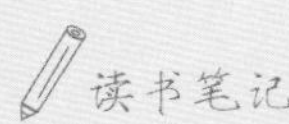
读书笔记

伤寒瘟疫 第二十二

名家带你读

本篇指出伤寒病的变化极为复杂，论述了张仲景《伤寒论》所著六经分证的辨治方法；指出了瘟疫的辨证治疗与伤寒基本相同，用表攻里的防风通圣散治疗瘟疫病，可收到表里双解的效果。

伤寒病 极变迁 **太阳主一身之表，司寒水之经。凡病自外来者，皆谓伤寒，非寒热之变也。变迁者，或三阳、或三阴、或寒化、或热化，及转属、合并之异。**

六经法 有真传 **太阳寒水，其经主表，编中备发汗诸法。阳明燥金，其经主里，编中备攻里诸法。少阳相火，其经居表里之界，所谓阳枢也，编中备和解诸法。太阴湿土，纯阴而主寒，编中备温补诸法。少阴君火，标本寒热不同，所谓阴枢也，编中寒热二法并立。厥阴风木，木中有火而主热，编中备清火诸法。虽太阳亦有里证，阳明亦有表证，太阴亦有热证，厥阴亦有寒证，而提纲却不在此也。**

伤寒病：外感发热病的统称。

六经法：张仲景所创立的六经辨证方法。六经指足太阳膀胱经、足少阳胆经、足阳明胃经、足太阴脾经、足少阴肾经、足厥阴肝经。

读书笔记

【白话译文】

伤寒病的发展极为复杂，或在三阳，或在三阴，或从寒化，或从热化，或转属他经，或合生他经之病，极易变迁。医圣张仲景为辨治外感疾病创立的六经辨证方法，一直沿用至今，仍有效地指导着临床实践。

伤寒病循经传的发展与治疗

寒邪在体内的传播有一定的顺序和规律，如图所示。需要注意的是，如果疾病刚有好转就开始进食难消化的食物，就会在体内郁积生热，两热相交，造成余热不退的现象。

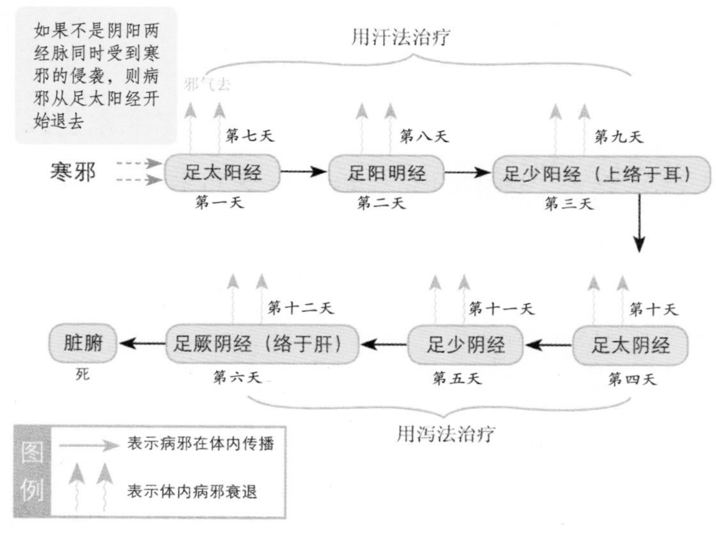

头项病 太阳编 **三阳俱主表，而太阳为表中之表也。论以头痛、项强、发热、恶寒为提纲，有汗宜桂枝汤，无汗宜麻黄汤。**

太阳编：指《伤寒论·辨太阳病脉证并治》篇。

【白话译文】

头痛、项强、恶寒是太阳病的主要症状，记载在《伤寒论·辨太阳病脉证并治》篇里。

胃家实 阳明编 **阳明为表中之里，主里实证，宜三承气汤。论以胃家实为提纲。又鼻干、目痛、不眠为经病。若恶寒、头痛，为未离太阳。审其有汗、无汗，用桂枝、麻黄法。无头痛、恶寒，但见壮热、自汗、口渴，为已离太阳，宜白虎汤。仲景提纲不以此者，凡解表诸法求之太阳，攻里诸法求之阳明，立法之严也。**

胃家实：胃家，泛指胃、大肠、小肠等。胃家实，指邪热结于阳明、津液受伤所出现的证候。

【白话译文】

有邪热结于阳明、津液受伤所出现的证候是阳明病，在《伤寒论·辨阳明病脉证并治》中有记载。

眩苦呕 少阳编 **少阳居太阳阳明之界，谓之阳枢，寒热相杂。若寒热往来于外，为胸胁满烦，宜大小柴胡汤。若寒热互搏于中，呕吐腹痛，宜黄连汤。痞满呕逆，宜半夏泻心汤。拒格食不入，宜干姜黄连人参汤。若邪全入于胆府，下攻于脾为自利，宜黄芩汤。上逆于胃，利又兼呕，宜黄芩加半夏生姜汤。论以口苦、咽干、目眩为提纲。**

眩苦呕：目眩、口苦、呕吐，均为少阳病的主要症状。

读书笔记

【白话译文】

目眩、口苦、呕吐是少阳病的特征，记载在《伤寒论·辨少阳病脉证并治》篇中。

吐利痛　太阴编　太阴湿土，为纯阴之脏，从寒化者多，从热化者少，此经主寒证而言，宜理中汤、四逆汤为主，第原本为王叔和所乱耳。论以腹中满、吐食、自利不渴、手足自温、腹时痛为提纲。

【白话译文】

吐食、泻痢、腹中时痛是太阴病的特征，记载在《伤寒论·辨太阴病脉证并治》篇里。

但欲寐：但，只是。欲寐，想睡觉。但欲寐，因阳气虚衰所致蒙眬欲睡貌，是一种蒙眬迷糊、似睡非睡、似醒非醒的状态。

但欲寐（mèi）　少阴编　少阴居太阴厥阴之界，谓之阴枢，有寒有热。论以脉微细、但欲寐为提纲。寒用麻黄附子细辛汤、麻黄附子甘草汤及白通汤、通脉四逆汤。热用猪苓汤、黄连鸡子黄汤及大承气汤诸法。

【白话译文】

阳气不足、精神不振、总想睡觉，是少阴病的特征，记载在《伤寒论·辨少阴病脉证并治》篇里。

吐蛔渴：吐蛔与消渴。

吐蛔（huí）渴　厥阴编　厥阴，阴之尽也。阴尽阳生，且属风木，木中有火，主热证而言。论以消渴、气上撞心、心中疼热、饥不欲食、食则吐蛔、下之利不止为提纲，乌梅丸主之。自利下重饮水者，白头翁汤主之。凡一切宜发表法，备之太阳。一切

宜攻里法，备之阳明。一切宜和解法，备之少阳。一切宜温补法，备之太阴。一切宜寒凉法，备之厥阴。一切寒热兼用法，备之少阴。此仲景《伤寒论》之六经与《内经·热病论》之六经不同也。

【白话译文】

吐蛔、消渴为厥阴病的特征，记载在《伤寒论·辨厥阴病脉证并治》篇里。

六经证候简表

分经	病位和属性	主症
太阳	表证	恶寒发热，有汗或无汗，头痛，身痛，项背强
少阳	半表半里证	口苦，咽干，目眩，寒热往来，胸胁苦满，心烦喜呕
阳明	里热实证	身热汗出，不恶寒，反恶热，口渴，便闭，腹满
太阴	里虚寒证	腹满时痛，吐，利，食不下
少阴	全身虚寒证	但欲寐，畏寒身蜷，四肢厥逆
厥阴	寒热错杂证	消渴，气上撞心，心中痛热，饥不欲食，吐蛔，下利（或厥热胜复）

长沙论 叹高坚 **仰之弥高，钻之弥坚。**

高坚：高深。

存津液 是真诠 **存津液是全书宗旨，善读书者，读于无字处。如桂枝汤甘温以解肌养液也；即麻黄汤直入皮毛，不如姜之辛热，枣之甘壅，从外治外，不伤营气，亦养液也；承气汤急下之，不使邪火灼阴，亦养液也；即麻黄附子细辛汤用**

真诠：真理。

附子以固少阴之根，令津液内守，不随汗涣，亦养液也；麻黄附子甘草汤以甘草易细辛，缓麻黄于中焦，取水谷之津而为汗，毫不伤阴，更养液也。推之理中汤、五苓散，必啜粥饮。小柴胡汤、吴茱萸汤皆用人参，何一而非养液之法乎？

【白话译文】

张仲景的《伤寒论》具有高深的理论和丰富的经验，实在令人敬佩。对于伤寒病的治疗，他提出了"扶阳气，存津液"的主张，这些无疑是真正的道理。

悬：悬殊，差别很大。

汗吐下　温清悬　**在表宜汗，在胸膈宜吐，在里宜下。寒者温之，热者清之。**

方而圆：既要遵循一定的法则，又要灵活运用。

补贵当（dàng）　方而圆　**虚则补之。合上为六法。曰方而圆者，言一部《伤寒论》全是活法。**

【白话译文】

汗法、吐法、下法、温法、清法、补法是《伤寒论》中常用的治疗大法，我们在治疗疾病的时候，应根据患者的具体情况，既要掌握原则，又要灵活运用。

读书笔记

规矩废　甚于今　**自王叔和而后，注家多误。然亦是非参半。今则不知《伤寒论》为何物，规矩尽废矣。**

二陈尚　九味寻　**人皆曰二陈汤为发汗平稳之**

剂，而不知茯苓之渗，半夏之涩，皆能留邪生热，变成谵语、不便等症。人皆曰九味羌活汤视麻桂二汤较妥，而不知太阳病重，须防侵入少阴。此方中有芩、地之苦寒，服之不汗，恐苦寒陷入少阴，变成脉沉细但欲寐之症；服之得汗，恐苦寒戕伐肾阳，阳虚不能内固，变成遂漏不止之症。时医喜用此方，其亦知此方之流弊，害人匪浅也。

香苏外　平胃临　香苏饮力量太薄，不能祛邪尽出，恐余邪之传变多端。平胃散为燥湿消导之剂，仲景从无燥药发汗之法。且外邪未去，更无先攻其内法。

汗源涸　耗真阴　阴者，阳之家也。桂枝汤之芍药及啜粥，俱是滋阴以救汗源。麻黄汤之用甘草与不啜粥，亦是保阴以救汗源。景岳误认其旨，每用归、地，贻害不少。

邪传变　病日深　治之得法，无不即愈。若逆症、坏症、过经不愈之症，皆误治所致也。

目击者　实痛心　人之死于病者少，死于药者多。今行道人先学利口，以此药杀人，即以此药得名，是可慨也。

医医法　脑后针　闻前辈云，医人先当医医。

读书笔记

以一医而治千万人，不过千万人计耳。救一医便救千万人，救千万医便救天下后世无量恒河沙数人耳。余所以于医者脑后，痛下一针。

【白话译文】

《伤寒论》中所列述的辨证论治法则，后世医家不能很好地钻研和运用，到今天竟然不知道《伤寒论》是什么样的书了，治病的规矩完全废弃了。一般医生习惯用二陈汤、九味羌活汤、香苏饮、平胃散这些方药来治疗伤寒病，其后果可致患者汗源枯竭、真阴耗伤，以致病邪传变，病势日益深重。这种情况实在令人痛心！要想整治这些庸医，就应该在他们的脑后痛下一针，使他们牢牢记住，必须深入钻研《伤寒论》，彻底学懂弄通并能得心应手地使用里面的各种治疗方法。

瘟疫：流行性急性传染病的总称。

若瘟疫　治相侔（móu）　四时不正之气，及方土异气，病患秽气，感而成病，则为瘟疫。虽有从经络入、从口鼻入之分，而见证亦以六经为据，与伤寒同。

读书笔记

通圣散　两解（jiě）求　仲师于太阳条，独挈出发热不恶寒而渴为温病，是遵《内经》“人伤于寒，则为热病”“冬伤于寒，春必病温”“先夏至日为病温，后夏至日为病暑”之三说也。初时用麻杏甘石汤，在经用白虎加人参汤，入里用承气汤

及阳明之茵陈蒿汤、少阴之黄连阿胶汤、猪苓汤、厥阴之白头翁汤等，皆其要药，究与瘟疫之病不同也。瘟疫之病，皆新感乖戾之气而发，初起若兼恶寒者，邪从经络入，用人参败毒散为匡正托邪法。初起若兼胸满、口吐黄涎者，邪从口鼻入，用藿香正气散为辛香解秽法。唯防风通圣散面面周到，即初起未必内实，而方中之硝黄，别有妙用，从无陷邪之害。若读仲师书死于句下者，闻之无不咋舌，而不知其有利无弊也。

【白话译文】

瘟疫的辨证与治疗，基本上与治伤寒病是一样的。用防风通圣散来治疗瘟疫病，能收到表里双解的效果。

六法备 汗为尤 **汗、吐、下、温、清、补，为治伤寒之六法。六法中唯取汗为要，以瘟疫得汗则生，不得汗则死。汗期以七日为准，如七日无汗，再俟七日以汗之。又参论中圣法，以吐之、下之、温之、清之、补之，皆所以求其汗也。详于《时方妙用》中。**

六法：即前述汗、吐、下、温、清、补六种治疗大法。

达原饮 昧（mèi）其由 **吴又可谓病在膜原，以达原饮为方，创异说以欺人，实昧其病由也。**

昧：不明白，糊涂。

司命者　勿逐流　医为人之司命，熟读仲圣书而兼临症之多者，自有定识，切不可随波逐流。

【白话译文】

对瘟疫而言，汗、吐、下、温、清、补六法当中，以汗法最为重要。那些只知道用达原饮治疗瘟疫病的医生，实际上是没有认识到瘟疫病的病源。希望掌握患者安危的医生们，要熟读张仲景的《伤寒论》，多研究实践，自有见解，切不可随波逐流。

1. 桂枝汤

见痢症附方。

2. 麻黄汤

《伤寒论》方，有发汗解表、宣肺平喘之功效。主治外感风寒表实证。

麻黄（去节）6 克，桂枝 4 克，杏仁（去皮尖）9 克，炙甘草 3 克。水煎服。

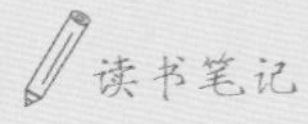

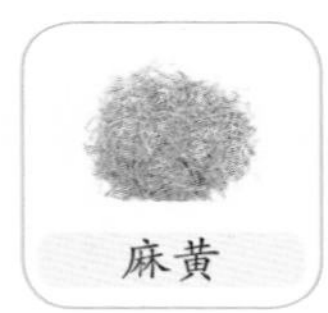
麻黄

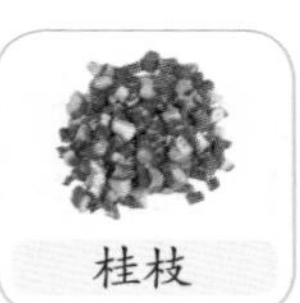
桂枝

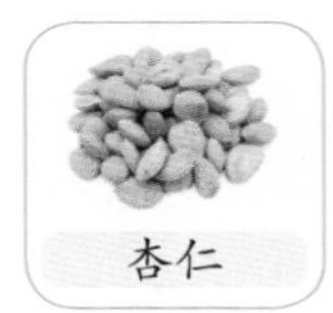
杏仁

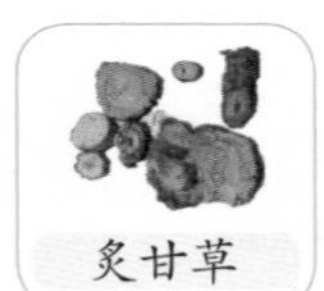
炙甘草

3. 三承气汤

即大承气汤、小承气汤、调胃承气汤。调胃承气汤见消渴附方。

大承气汤：《伤寒论》方，有峻下热积之功效。主治阳明腑实证。大黄 12 克，厚朴 15 克，炙枳实 12 克，芒硝 9 克。先煎前三味，后纳芒硝。

小承气汤：《伤寒论》方，有轻下热结之功效。主治阳明腑实、便秘潮热、胸腹痞满、神昏谵语等。

大黄、枳实各 12 克，厚朴 6 克。以水 4 升，煮取一升二合，去滓温服。初服汤当更衣，不尔者，尽饮之。若更衣者，勿服之。

4. 白虎汤

见疟疾附方。

5. 大柴胡汤

《金匮要略》方，有和解少阳、内泻阳明之功效。主治少阳、阳明合病，往来寒热，大便不解等。

柴胡、生姜各 15 克，黄芩、芍药、半夏、枳实各 9 克，大黄 6 克，大枣 5 枚。水煎服。

读书笔记

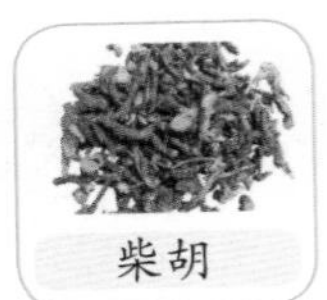
柴胡

生姜

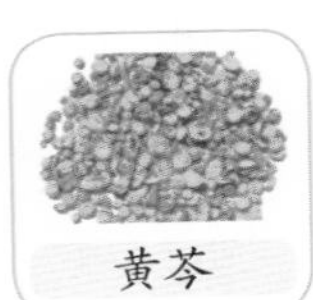
黄芩

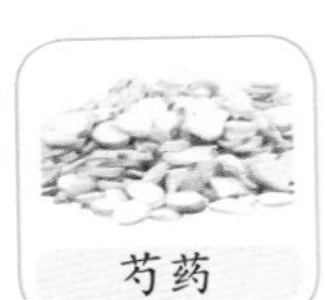
芍药

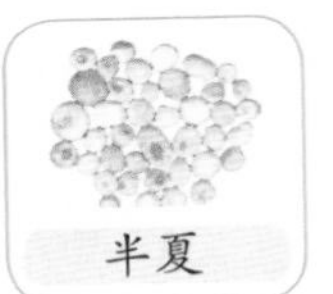
半夏

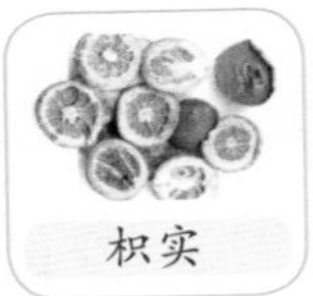
枳实

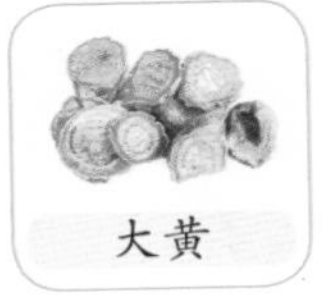
大黄

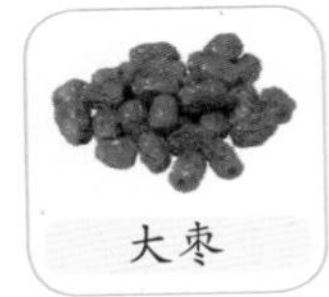
大枣

6. 小柴胡汤

见咳嗽附方。

7. 黄连汤

《伤寒论》方，有平调寒热、和胃降逆之功效。主治胸中有热，胃中有寒，胸中烦热，欲呕吐，腹中痛，肠鸣泄泻，苔白滑，脉弦。

黄连、炙甘草、干姜、桂枝各 5 克，人参 3 克，半夏 9 克，大枣 4 枚。水煎服。

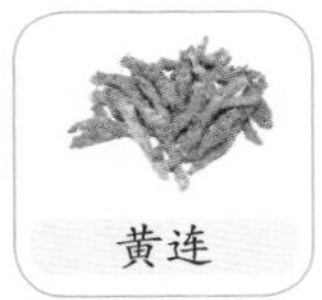
黄连

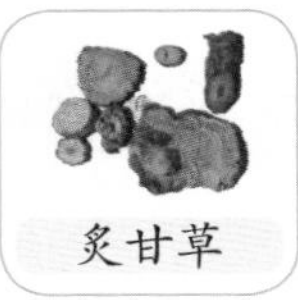
炙甘草

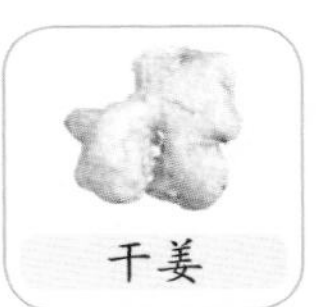
干姜

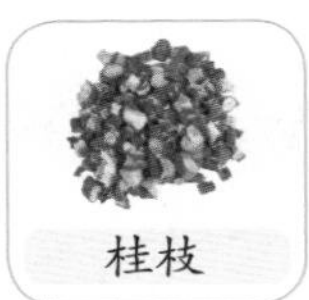
桂枝

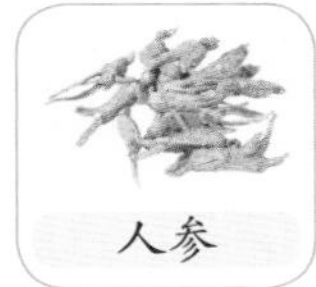
人参

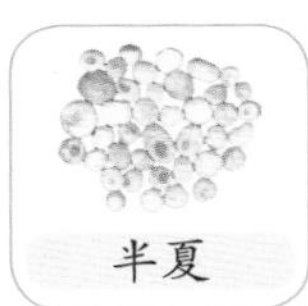
半夏

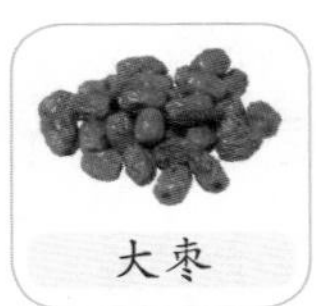
大枣

8. 半夏泻心汤

见泄泻附方。

9. 干姜黄连人参汤

读书笔记

《伤寒论》方，主治上热下寒，寒热格拒，食入即吐。

干姜、黄连、黄芩、人参各 25 克。水煎服。

10. 黄芩汤

《伤寒论》方，有清热止痢、和中止痛之功效。主治热邪入里，身热口苦，腹痛下利，苔黄，脉数。

黄芩、芍药各 9 克，甘草 3 克，大枣 4 枚。水煎服。

11. 黄芩加半夏生姜汤

《伤寒论》方。主治身热口苦，下利腹痛，兼呕者。

黄芩、半夏、生姜各9克，芍药、炙甘草各6克，大枣12枚。水煎服。

12. 理中汤

见心腹痛胸痹附方。

13. 四逆汤

《伤寒论》方，有回阳救逆之功效。主治四肢厥逆、恶寒蜷卧、呕吐不渴、腹痛下利、神衰欲寐等。

附子5克，干姜、甘草各6克。水3盅，煎八分，温服。

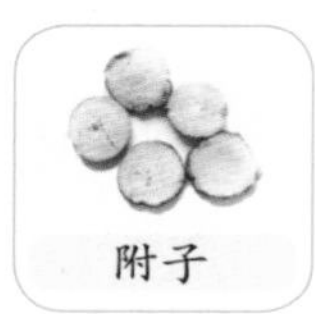
附子

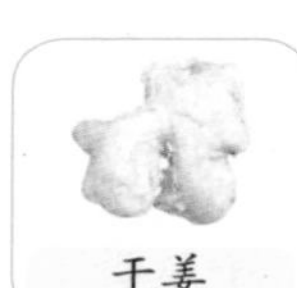
干姜

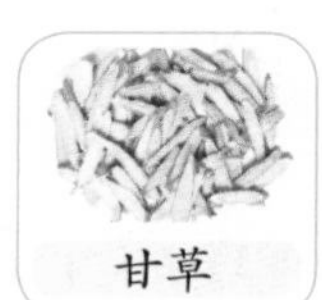
甘草

14. 麻黄附子细辛汤

见痢症附方。

15. 麻黄附子甘草汤

《伤寒论》方，有助阳益气、发汗利水之功效。主治少阴病，症见恶寒身痛、无汗、微发热、脉沉微。

麻黄5克，附子3克，甘草6克。水煎服。

16. 白通汤

《伤寒论》方，有通阳破阴之功。主治少阴病，下利，脉微。

读书笔记

葱白4茎，干姜、附子各5克，水煎服。

17. 通脉四逆汤

《伤寒论》方，回阳通脉。主治少阴病，症见下利清谷、里寒外热、手足厥逆、脉微欲绝、面赤身寒，或利止、脉不出，或腹痛，或干呕，或咽痛。

炙甘草6克，附子（生用）15克，干姜9克。水煎服。

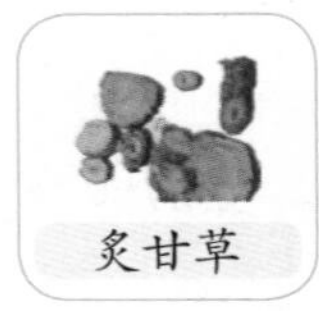
炙甘草

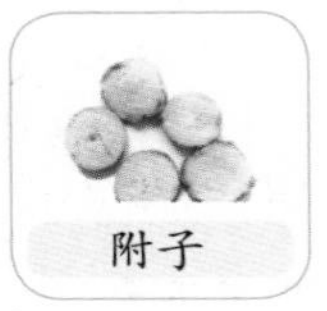
附子

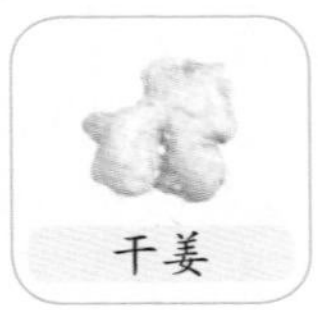
干姜

18. 猪苓汤

见暑症附方。

19. 黄连鸡子黄汤

即黄连阿胶鸡子黄汤，见暑症附方。

20. 乌梅丸

见心腹痛胸痹附方。

读书笔记

21. 白头翁汤

见痢症附方。

22. 五苓散

见疝气附方。

23. 吴茱萸汤

见心腹痛胸痹附方。

24. 二陈汤

见中风附方。

25. 九味羌活汤

《此事难知》引张元素方，有发汗祛湿、兼清里热之功。主治外感风寒湿邪，症见恶寒发热、无汗、头痛项强、肢体酸楚、口苦而渴。

羌活、防风、苍术各5克，细辛1克，川芎、白芷、生地黄、黄芩、甘草各3克。水煎服。

26. 香苏饮

见心腹痛胸痹附方。

27. 平胃散

见痢症附方。

28. 防风通圣散

见中风附方。

29. 麻杏石甘汤

见暑症附方。

30. 白虎加人参汤

即人参白虎汤，见消渴附方。

31. 茵陈蒿汤

《伤寒论》方，有清热、利湿、退黄之功。主治湿热黄疸（阳黄）。

读书笔记

茵陈蒿 18 克，栀子 12 克，大黄 6 克。水煎服。

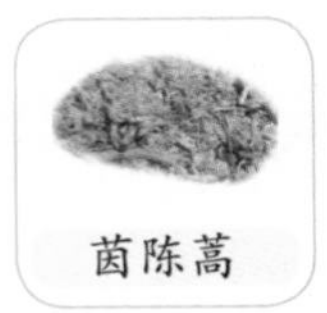
茵陈蒿

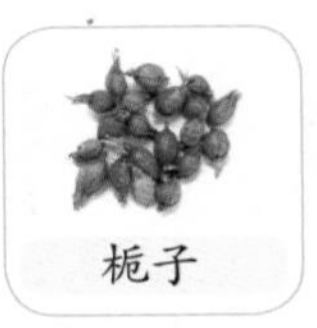
栀子

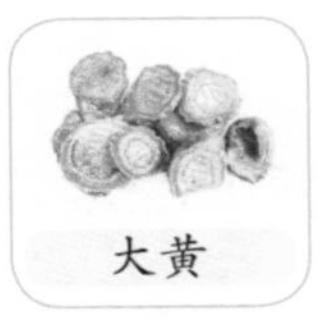
大黄

32. 黄连阿胶汤

即黄连阿胶鸡子黄汤，见暑症附方。

33. 人参败毒散

见痢症附方。

34. 藿香正气散

《太平惠民和剂局方》方，有解表化湿、理气和中之功。主治外感风寒、内伤湿滞证。

大腹皮、白芷、紫苏叶、茯苓各 30 克，半夏曲、白术、陈皮、厚朴、桔梗各 60 克，藿香 90 克，炙甘草 75 克。共为细末。每服 6 克，加生姜 3 片，大枣 1 枚，水煎服。

35. 达原饮

《温疫论》方。主治瘟疫或疟疾、邪伏膜原、壮热恶寒、多汗而渴、头痛烦躁、脘腹胀闷等。

槟榔 6 克，厚朴、知母、芍药、黄芩各 3 克，草果、甘草各 1.5 克。水煎，日服三次。

读书笔记

妇人经产杂病第二十三

名家带你读

本篇指出妇科疾病以养血调经的四物汤加香附、炙甘草为主方化裁，月经正常，其体自康；论述了月经病、胎前产后病和妇人杂病的辨治规律。

妇人病　四物良　**与男子同，唯经前产后异耳。《济阴纲目》以四物汤加香附、炙草为主，凡经前产后，俱以此出入加减。**

妇人病：妇科病。

月信准　体自康　**经水一月一至，不愆其期，故名月信。经调则体自康。**

月信：月经。因其按月来潮，信而可验，故名。

【白话译文】

治疗妇科病（包括月经不调、带下、子嗣、临产、产后及杂病等项），四物汤是一个很好的处方，有养血活血调经的功效。月经正常，一月一至，色、量、质都正常，身体自然就会健康。

读书笔记

女子生长规律

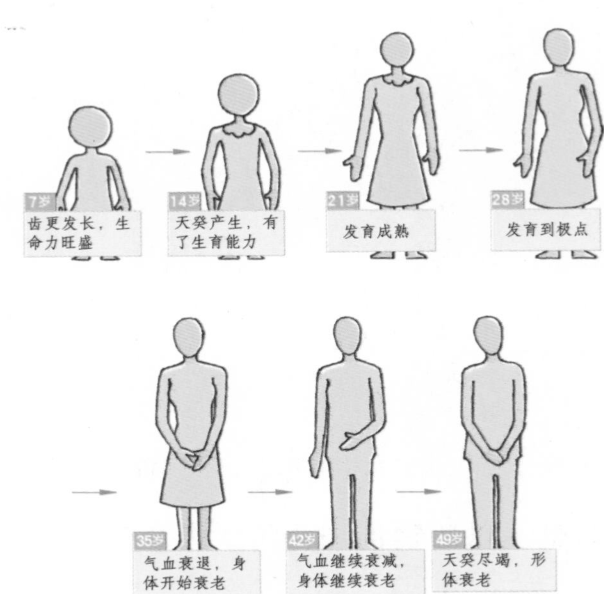

渐早至 药宜凉 **血海有热也，宜加味四物汤加续断、地榆、黄芩、黄连之类。**

渐迟至 重桂姜 **血海有寒也，宜加味四物汤，加干姜、肉桂之类。甚，加附子。**

错杂至 气血伤 **经来或早或迟不一者，气血虚而经乱也，宜前汤加入人参、白术、黄芪之类。**

读书笔记

【白话译文】

如月经提前到来，通常是由血热引起的，应当用凉性药物治疗，可用加味四物汤加续断、地榆、黄芩、黄连等；倘若月经逐渐推迟，最常见的原因是由血分有寒引起的，应当用温性药物来治疗，一般多用加味四物汤加肉桂、干姜等；如经期或早或迟，错杂不定，是由气血不足引起的月经紊乱，可用加味四物汤加人参、白术、黄芪之类。

归脾法 主二阳 **《内经》云：二阳之病发心脾，有不得隐曲，为女子不月。宜归脾汤。**

二阳：指心脾。

兼郁结 逍遥长 **郁气伤肝，思虑伤脾，宜加味逍遥散。**

种子者 即此详 **种子必调经，以归脾汤治其源，以逍遥散治其流，并以上诸法皆妙，不必他求。唯妇人体肥厚者，恐子宫脂满，另用二陈汤，加川芎、香附为丸。**

种子：使女性容易怀孕生育的意思。

经闭塞 禁地黄 **闭寒脉实，小腹胀痛，与二阳病为女子不月者不同。虽四物汤为妇科所不禁，而经闭及积瘀实证，宜去地黄之濡滞，恐其护蓄，血不行也。加醋炒大黄二钱、桂一钱、桃仁二钱，服五六剂。**

读书笔记

【白话译文】

《内经》中有“二阳之病发心脾，有不得隐曲，为女子不月”的记载，说明心脾两虚是导致月经不调，甚至经闭的主要原因，治疗可用养血健胃安神的归脾汤。如月经不调兼有肝气郁结，应该用加味逍遥散治疗，以疏肝解郁、扶助脾胃。月经正常是女子妊娠生育的前提条件，故欲使女子能妊娠生育，首先要根据上述的方法调治各种月经病。如果痰湿过盛，另用二陈汤加川芎、香附，制丸药服。如果遇到瘀血引起的闭经，应当禁用地黄之类的滋腻药物，以免使瘀血不得运行。

孕三月　六君尝　**得孕三月之内，多有呕吐、不食，名恶阻，宜六君子汤。俗疑半夏碍胎，而不知仲师惯用之妙品也。高鼓峰云：半夏合参术为安胎、止呕、进食之上药。**

安胎法　寒热商　**四物汤去川芎为主。热加黄芩、白术、续断，寒加艾叶、阿胶、杜仲、白术。大抵胎气不安，虚寒者多。庸医以胎火二字惑人，误人无算。**

【白话译文】

妊娠3个月，常有呕吐不食的情况，称为妊娠恶阻，可服六君子汤安胎止呕、调和脾胃。安胎的方法，应当辨别病因之寒热，以便正确治疗。如属热证，当用四物汤去川芎，加黄芩、白术、续断；如属寒证，加艾叶、阿胶、杜仲、白术。

读书笔记

妊娠恶阻的症状

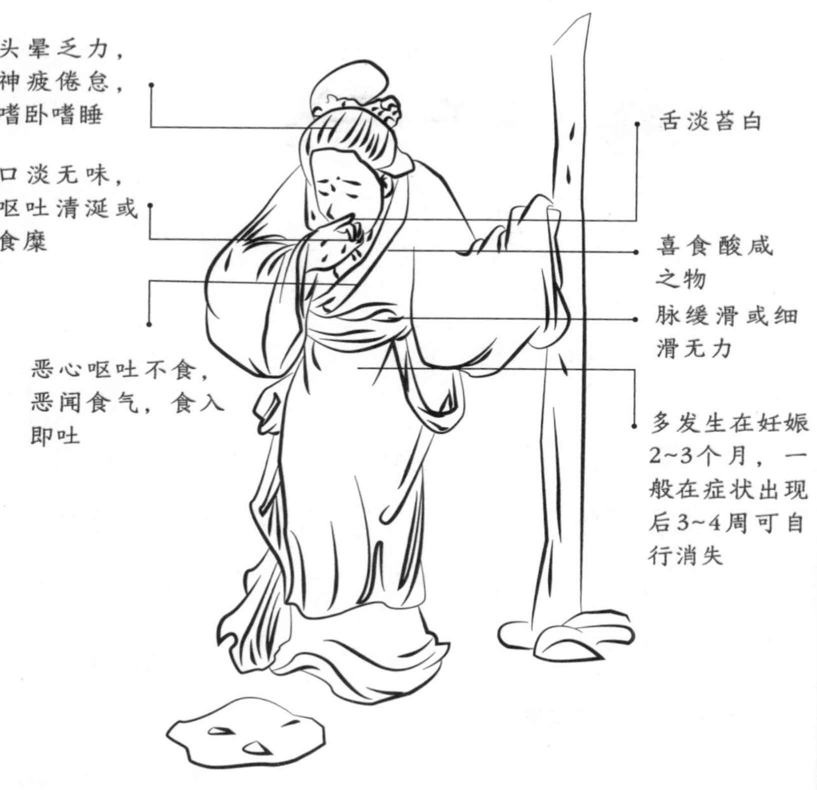

难产者 保生方 **横生倒产、浆水太早、交骨不开等症，宜保生无忧散。**

交骨：耻骨联合部。

开交骨 归芎（xiōng）乡 **交骨不开，阴虚故也，宜加味芎归汤。**

血大下 补血汤 **胎，犹舟也。血，犹水也。水满则舟浮。血下太早，则干涸而胎阻矣，宜当归补血汤加附子三钱。欲气旺则血可速生，且欲**

气旺而推送有力，加附子者取其性急，加酒所以速芪、归之用也。保生无忧散治浆水未行，此方治浆水过多，加味归芎汤治交骨不开。三方鼎峙，不可不知。

【白话译文】

横生、倒产、羊水早破等难产者，可服保生无忧散。若遇交骨不开的，宜服加味芎归汤。如出血过多引起难产，则应服当归补血汤补气摄血。

脚小指　艾火炀（yáng）　**张文仲治妇人横产手先出，诸般符药不效，以艾火如小麦大，灸产妇右脚小指头尖，下火立产。**

炀：熔化。此处是灸的意思。

胎衣：即胞衣。

胎衣阻　失笑匡（kuāng）　**胎衣不下，宜以醋汤送失笑散三钱，即下。**

产后病　生化将　**时医相传云，生化汤加减，治产后百病。若非由于停瘀而误用之，则外邪反入于血室，中气反因以受伤，危症蜂起矣。慎之，慎之！**

读书笔记

【白话译文】

如遇难产胎儿手足先出的，还可用艾火灸产妇右脚小趾尖的方法，胎儿立刻产出。如果产后胞衣不下，可用醋汤送服失笑散，即可产下。至于产后停瘀腹痛，可用生化汤调治。

合诸说 俱平常 **以上相沿之套法，轻病可愈，治重病则不效。**

资顾问 亦勿忘 **商治时不与众医谈到此法，反为其所笑。**

【白话译文】

以上各种学说，都是很平常的以前相延续的套法，可供临床应用时参考，也是不应该忘记的。

精而密 长沙室 **《金匮要略》第二十卷、第二十一卷、第二十二卷，义精而法密。**

长沙室：张仲景《金匮要略》这本书的内容。

妊娠篇 丸散七 **《妊娠篇》凡十方：丸散居七，汤居三。盖以汤者，荡也。妊娠以安胎为主，攻补俱不宜骤，故缓以图之，即此是法。**

【白话译文】

欲求治疗妇产科疾病的精密方法，应当深入研究张仲景的著作。《金匮要略·妇人妊娠病脉证并治》篇中共记载 10 个处方，其中丸剂、散剂有 7 个，说明妊娠期间的治疗以安胎为主，力求缓和稳妥，不宜使用过于峻猛之剂。

读书笔记

桂枝汤 列第一 **此汤表证得之为解肌和营卫，内证得之为化气调阴阳，今人只知为伤寒首方。此于《妊娠篇》列为第一方以喝醒千百庸医之梦，亦即是法。师云：妇人得平脉，阴脉小弱，其人渴，**

不能食，无寒热，名妊娠，桂枝汤主之。注：阴搏阳别为有子，今反云阴脉弱小，是孕只两月，蚀下焦之气，不能作盛势也，过此则不然。妊娠初得，上下本无病，因子室有凝，气溢上下，故但以芍药一味固其阴气，使不得上溢。以桂、姜、甘、枣扶上焦之阳，而和其胃气，但令上焦之阳气充，能御相侵之阴气足矣。未尝治病，正所以治病也。

轶：同“逸”，超过之意。

附半姜　功超轶（yì）　时医以半夏、附子坠胎不用，干姜亦疑其热而罕用之，而不知附子补命门之火以保胎，半夏和胃气以安胎，干姜暖土脏使胎易长。俗子不知。

内十方：指《金匮要略·妇人妊娠病脉证并治》篇内所列的10个处方，即桂枝汤、附子汤（有方名，无药物组成）、桂枝茯苓丸、当归芍药散、干姜人参半夏丸、当归贝母苦参丸、当归散、白术散、葵子茯苓散、芎归胶艾汤。

内十方　皆法律　桂枝汤治妊娠，附子汤治腹痛少腹如扇，茯苓桂枝丸治三月余漏下、动在脐上为癥瘕，当归芍药散治怀妊腹中疞（xiǔ）痛，干姜人参半夏丸治妊娠呕吐不止，当归贝母苦参丸治妊娠小便难，当归散妊娠常服，白术散妊娠养胎，方方超妙，用之如神。惟妊娠有水气、身重、小便不利、恶寒、起即头眩，用葵子茯苓散不能无疑。

【白话译文】

妊娠篇中的方剂，桂枝汤被列为第一方，此方表证可解肌调合营卫，里证可化气调合阴阳。附子、半夏、干姜三药，妊娠时若使用得当，可以收到非同一般的效果。妊娠篇内所列的10个方剂，处方用药严谨，都可以作为妊娠病的治疗准绳。

产后篇 有神术（shù） **共九方。**

小柴胡 首特笔 **妊娠以桂枝汤为第一方，产后以小柴胡汤为第一方，即此是法。新产妇人有三病：一者病痉，二者病郁冒，三者大便难。产妇郁冒，脉微弱、呕不能食、大便反坚、但头汗出者，以小柴胡汤主之。**

郁冒：郁闷昏冒或血虚昏厥。

竹叶汤 风痉疾 **《金匮》云：产后中风，发热、面正赤、喘而头痛，竹叶汤主之。钱院使注云：中风之下，当有病痉者三字。按：庸医于此症，以生化汤加姜、桂、荆芥、益母草之类，杀人无算。**

风痉疾：中风发痉的疾病，指产妇遭受风邪而引起痉挛抽搐的疾病。

读书笔记

阳旦汤 功与匹 **即桂枝汤增桂加附子，《活人》以桂枝汤加黄芩者误也。风乘火势，火借风威，灼筋而成痉，宜竹叶汤。若数日之久，恶寒症尚在，则为寒风，宜此汤。二汤为一热一寒之对子。师云：产后风续续数十日不解，头微痛、恶寒、时时有热、**

心下闷、干呕，汗出虽久，阳旦证续在者，可与阳旦汤。

【白话译文】

《金匮要略》产后篇，对于产后病提出了卓有成效的治疗方法和 9 个方剂。首先特别列出小柴胡汤，治疗产后产妇郁冒、其脉微弱、呕不能食、大便难等症。产后病比较常见的还有产妇遭受风邪而引起痉挛抽搐，治疗可用竹叶汤以扶正祛邪、表里兼治。而阳旦汤治疗产后中风而致的痉病与竹叶汤功效相似。

腹痛条　须详悉 **此下八句，皆言腹痛不同，用方各异。**

疠痛：产后血亏，腹中绵绵作痛。

羊肉汤　疠痛谧（mì） **疠痛者，痛之缓也，为虚证。**

痛满烦　求枳实 **满烦不得卧，里实也，宜枳实芍药散。二味无奇，妙在以麦粥下之。**

著脐痛　下瘀吉 **腹中有瘀血，着于脐下而痛，宜下瘀血汤。**

窒：阻塞不通。

痛而烦　里热窒 **小腹痛虽为停瘀，而不大便、日晡（bū）烦躁、谵语，非停瘀专症也。血因热裹而不行，非血自结于下，但攻其瘀而可愈也。《金匮》以大承气汤攻热。**

攻凉施 毋（wú）固必 **攻有大承气汤，凉有竹皮大丸、白头翁加甘草阿胶汤。《金匮》云：病解能食，七八日更发热者，此为胃实，大承气汤主之。又云：妇人乳中虚，烦乱呕逆，安中益气，竹皮大丸主之。又云：产后下利虚极，白头翁加甘草阿胶汤主之。读此，则知丹溪产后以大补气血为主，余以末治之说，为大谬也。**

【白话译文】

对于《金匮要略》中有关腹痛的内容，必须详细全面地研究。当归生姜羊肉汤养血温中、散寒止痛，能治疗产妇腹中绵绵痛；若腹痛兼见烦满不得卧，是里实证，治宜宣通气血，可用枳实芍药散；如果腹中有瘀血，痛处固定在脐下，此为腹中有干血着脐下，治疗可用下瘀血汤；如果产后小腹痛、发热、大便不通、烦躁说胡话，这是里热阻塞，不是瘀血的表现，可用攻下法和清热法来治疗，攻下有大承气汤，清热有竹皮大丸、白头翁加甘草阿胶汤。切不可固守产后只许补不许攻的信条。

读书笔记

杂病门 还熟读 **《金匮》云：妇人之病，以因虚、积冷、结气六字为纲，至末段谓千变万端，总出于阴阳虚实。而独以弦紧为言者，以经阻之始，大概属寒，气结则为弦，寒甚则为紧，以此为主，而参之兼脉可也。**

二十方　效俱速

随证详　难悉录

唯温经　带下服　**十二癥、九痛、七害、五伤、三痼共三十六种。因经致病，统名曰带下，言病在带脉，非近时赤白带下之说也。温经汤治妇人年五十，前阴下血、暮发热、手掌烦热、腹痛、口干云云。其功实不止此也。**

带下：泛指妇科疾病。

甘麦汤　脏（zàng）躁（zào）服　**《金匮》云：妇人脏躁，悲伤欲哭，象如神灵所作，数欠伸，甘麦大枣汤主之。**

脏躁：病名，出自《金匮要略》。妇女精神忧郁，烦躁不宁，无故悲泣，哭笑无常，喜怒无定，呵欠频作，不能自控者，称脏躁。若发生于妊娠期，称"孕悲"；若发生在产后，则称"产后脏躁"。

药到咽　效可卜（bǔ）　**闽中诸医，因余用此数方奇效，每缮（shàn）录于读本之后，亦医风之将转也。余日望之。**

道中人　须造福

道中人：医道中的人，这里指医生。

【白话译文】

《金匮要略·妇人杂病脉证并治》篇也是应该熟读的。杂病篇中共有20个处方，都有疗效肯定、作用迅速的特点。这些方剂在原书中都详细地说明了它们的适应证，这里不再一一列举。此篇中只有温经汤可以治疗一切妇科疾病。还有甘麦大枣汤是专门治疗妇人脏躁的处方。只要照方服药，就会取得较好的疗效。希望我们做医生的都能好好地研究和掌握这些经验，更好地为患者祛病谋福。

1. 四物汤

《仙授理伤续断秘方》方，有补血和血、调经化瘀之功。主治营血虚滞证。

白芍、川当归各9克，熟地黄12克，川芎6克。每服9克，水煎服。

2. 加味四物汤

《济阴纲目》方。主治妇人血少胎痛。

当归、川芎、白芍、熟地黄、香附子各等分。为末，每服9克，紫苏汤调下。

3. 归脾汤

见虚痨附方。

4. 加味逍遥散

《内科摘要》方，有养血健脾、疏肝清热之功。主治肝郁血虚内热证，症见烦躁易怒、潮热颧红、月经不调、少腹胀痛、经行乳胀、崩漏、带下。

当归、芍药、茯苓、炒白术、柴胡各3克，牡丹皮、栀子、炙甘草各1.5克。水煎服。

5. 二陈汤

见中风附方。

读书笔记

6. 六君子汤

见隔食反胃附方。

7. 保生无忧散

《妇科玉尺》方。妇人临产，先服一两剂，自然易生，或遇横生倒产，连日不生，服两三剂，神效。

当归、菟丝子、川芎各5克，川贝母、生黄芪、艾叶各3克，酒炒白芍5克（冬月3克），厚朴、荆芥穗、枳壳、羌活、甘草各2克。加生姜3片，水煎服。

8. 加味芎归汤

系《太平惠民和剂局方》芎归汤加龟甲而成。主治妊娠伤胎、腹痛难产、胞衣不下。

川芎、龟甲各9克，当归身15克。水煎服。

9. 当归补血汤

《内外伤辨惑论》方。功能为补气生血。主治劳倦内伤、气弱血虚，症见身热面赤、烦渴欲饮，以及妇人经行、产后血虚、发热头痛等症。

当归6克，炙黄芪30克。水煎服。

10. 失笑散

见心腹痛胸痹附方。

11. 生化汤

《傅青主女科》方，有活血化瘀、温经止痛之功效。主治

读书笔记

产后血虚受寒、恶露不行、瘀血腹痛、产后风等。为产后常用方。

全当归25克，川芎9克，桃仁6克，炮姜、炙甘草各2克。水煎服。

12. 桂枝汤

见痢症附方。

13. 附子汤

《伤寒论》方，有温经助阳、祛寒化湿之功效。主治阳气不足、寒湿内侵、关节疼痛、恶寒肢冷。

炮附子3克，茯苓、芍药各9克，人参6克，白术12克。水煎服。

14. 茯苓桂枝丸

即桂枝茯苓丸，《金匮要略》方，有活血化瘀、散结消癥之功效。主治妇人宿有癥块、妊娠胎动、漏血不止。

桂枝、茯苓、牡丹皮、桃仁、芍药各等分。蜜丸如兔屎大，每服1～2丸。

15. 当归芍药散

《金匮要略》方。主治妊娠腹中痛。

当归27克，芍药90克，茯苓、白术各36克，泽泻、川芎各45克。为末，每服6克，酒调送下，日三次。

16. 干姜人参半夏丸

《金匮要略》方，有温中补虚、降逆止呕之功效。主治妊

读书笔记

娠呕吐及脾胃虚寒之呕吐。

干姜、人参各9克，半夏6克。以生姜汁糊为丸，如梧桐子大，饮服10丸，日三服。

17. 当归贝母苦参丸

《金匮要略》方。主治妊娠小便不利、饮食如故。

当归、贝母、苦参各36克。三药为末，炼蜜为丸如小豆大，每服3丸，加至10丸。

18. 当归散

《金匮要略》方，有养血安胎之功效。主治胎动不安。

当归、黄芩、芍药、川芎各90克，白术45克。共为末，每服6克，温开水送下，日两次。

19. 白术散

《金匮要略》方，有养胎祛寒湿之功效。主治胎动不安。

白术、川芎、蜀椒、牡蛎各等分。共为细末，每服3克，日三服，夜一服。

读书笔记

20. 葵子茯苓散

《金匮要略》方。主治妊娠有水气、小便不利、身重头眩。

冬葵子90克，茯苓27克。为末，每服3克，日三服。

21. 小柴胡汤

见咳嗽附方。

22. 竹叶汤

《金匮要略》方。主治产后中风病痉、发热面赤、气喘头痛。

竹叶40片，葛根9克，防风、桔梗、桂枝、人参、附子、甘草各3克，大枣5枚，生姜3片。水煎服。温覆使汗出。头项强，加附子1克；呕者，加半夏6克。

23. 阳旦汤

一指《伤寒论》的“桂枝汤”异名；一指《外台秘要》引《古今录验》方。主治中风伤寒，脉浮，发热往来，汗出恶风，项颈强，鼻鸣干呕。

大枣12枚，桂枝、芍药、生姜、炙甘草各9克，黄芩6克。水煎服。渴者，去桂枝，加瓜蒌9克；利者，去芍药、桂枝，加干姜9克、附子1枚（炮）；心下悸者，去芍药，加茯苓12克；虚劳里急者，加胶饴半升。

24. 羊肉汤

即当归生姜羊肉汤，见心腹痛胸痹附方。

25. 枳实芍药散

读书笔记

《金匮要略》方，主治产后腹痛、烦满不得卧。

枳实、芍药各等分。共为末，每服3克，麦粥送下，日三次。

26. 下瘀血汤

《金匮要略》方，有活血消瘀之功效。主治产后腹痛，有瘀血著脐下，亦治经水不利。

大黄9克，桃仁6克，䗪虫3克。水煎，分4次服。服药后血去痛止者即停服。

27. 大承气汤

见伤寒瘟疫附方。

28. 竹皮大丸

《金匮要略》方，有安中益气之功效。主治妇人乳中虚、烦乱呕逆。

生竹茹、石膏各 15 克，桂枝、白薇各 7.5 克，甘草 18 克。上五味，末之，枣肉和丸弹子大，以饮服之一丸，日三夜二服。

29. 白头翁加甘草阿胶汤

即白头翁汤加甘草、阿胶。白头翁汤见痢症附方。

30. 温经汤

《金匮要略》方，有温经散寒、祛瘀养血之功效。主治冲任虚寒、瘀血阻滞、月经不调、虚寒不孕等，为妇科常用方。

吴茱萸、当归、阿胶、麦冬各 9 克，川芎、白芍、人参、桂枝、牡丹皮、炙甘草、半夏、生姜各 6 克。水煎，分 3 次服。

读书笔记

31. 甘麦大枣汤

《金匮要略》方，有养心安神、补脾益气之功效。主治脏躁，症见精神恍惚、悲伤欲哭、不能自主、呵欠频作、甚则言行失常。

甘草 9 克，小麦 15 克，大枣 10 枚。水煎服。

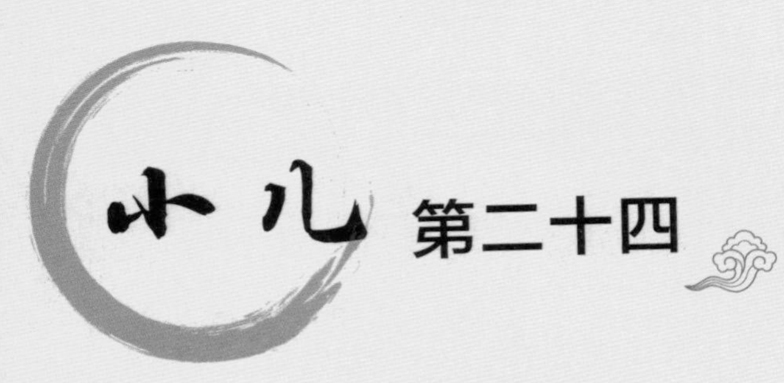

小儿第二十四

名家带你读

本篇指出小儿科的疾病大多是伤寒，因为小儿年幼，阳气不够充实，易于遭受到寒邪的侵袭；论述了小儿伤寒、小儿吐泻的辨治规律；论述了一切小儿病的辨治纲领。

小儿病　多伤寒　**喻嘉言曰：方书谓小儿八岁以前无伤寒，此胡言也。小儿不耐伤寒，初传太阳一经，早已身强、多汗、筋脉牵动、人事昏沉，势已极于本经，误药即死，无由见其传经，所以谓其无伤寒也。俗云惊风皆是。**

稚阳体　邪易干　**时医以稚阳为纯阳，生死关头，开手便错。**

稚阳：小儿阳气初生，尚未充长，体质幼弱，故名稚阳。

小儿惊厥表现

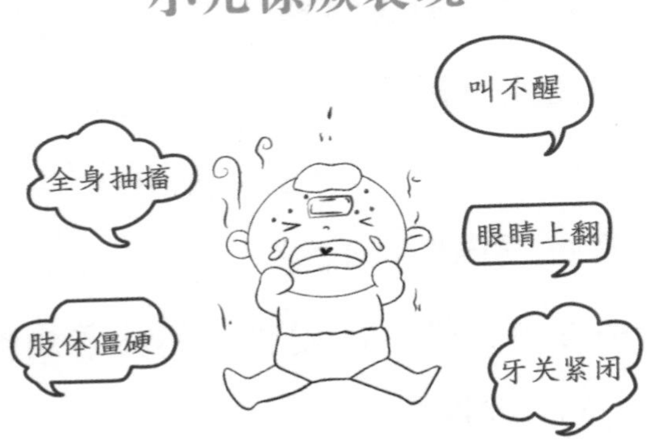

【白话译文】

小儿发病大多是外感证。因小儿阳气幼稚且不够充实，抵御外邪的能力不足，故容易遭受外邪的侵袭。

凡发热　太阳观　**太阳主身之表，小儿腠理未密，最易受邪。其症头痛、项强、发热、恶寒等小儿不能自明，唯发热一扪可见。**

热未已　变多端　**喻嘉言曰：以其头摇手动也，而立抽掣之名；以其卒口噤、脚挛急也，而立目斜、心乱、搐搦之名；以其脊强背反也，而立角弓反张之名；造出种种不通名目，谓为惊风。而用攻痰、镇惊、清热之药，投之立死矣。不知太阳之脉起于目内眦、上额交巅入脑、还出别下项、夹脊抵腰中，是以见上诸症。当时若以桂枝汤照法服之，则无余事矣。过此失治，则变为痉症。无汗用桂枝加葛根汤，有汗用桂枝加瓜蒌根汤，此太阳而兼阳明之治也。抑或寒热往来，多呕，以桂枝汤合小柴胡汤或单用小柴胡汤，此太阳而兼少阳之治也。**

太阳外　仔细看　**喻嘉言云：三日即愈为贵，若待经尽方解，必不能耐矣。然亦有耐得去而传他经者，亦有实时见他经之症者，宜细认之。**

读书笔记

遵法治　危而安　**遵六经提纲之法而求之，详于《伤寒论》。**

【白话译文】

因小儿很难自述其病情，故凡病开始有发热恶寒的症状，就可以把它当作太阳病来治疗，宜用桂枝汤。假使发热持续不退，就会发生严重的变化。如有突然口噤、腿脚挛急，而有目斜、心乱、搐搦、角弓反张等现象，中医都称为急惊风，如果无汗，用桂枝加葛根汤治疗；有汗用桂枝加瓜蒌根汤治疗，这是太阳兼阳明的治法。如果见到寒热往来、多呕，用桂枝汤合小柴胡汤，或单用小柴胡汤治疗，这是太阳兼少阳的治法。如果疾病的发展已超出太阳病范围，就应该仔细辨清证候。只要按照《伤寒论》六经的方法辨证施治，即使是严重的疾病，也能转危为安。

若吐泻　求太阴　**太阴病以吐食、自利、不渴、手足自温、腹时痛为提纲，以理中汤主之。**

吐泻甚　变风淫　**吐泻不止，则土虚而木邪乘之。《左传》云：风淫末疾。末，四肢之末也。即抽掣挛急之象。**

风淫：原义为风邪太过，成为致病的邪气。本处指吐泻不止，造成四肢抽掣痉挛的证候。

慢脾说　即此寻　**世谓慢脾风多死，而不知即太阴伤寒也。有初时即伤于太阴者，有渐次传入太阴者，有误用神曲、麦芽、山楂、萝卜子、枳壳、葶苈、大黄、瓜蒌、胆南星等药陷入太阴者。既**

慢脾：即慢脾风，是脾胃功能衰退、长期吐泻、手足筋脉失于濡养而引起抽搐挛急的一种疾病。

入太阴，其治同也。如吐泻后，冷汗不止，手足厥逆，理中汤加入附子，或通脉四逆汤、白通汤佐之，此太阴而兼少阴之治也。如吐泻、手足厥冷、烦躁欲死、不吐食而吐涎沫，服理中汤不应，宜吴茱萸汤佐之，此太阴而兼厥阴之治也。若三阴热化之证，如太阴腹时痛时止，用桂枝加芍药汤。大便实而痛，用桂枝加大黄汤。少阴之咳而呕渴，心烦不得眠，宜猪苓汤。心中烦、不得卧，宜黄连阿胶汤。厥阴之消渴、气冲、吐蛔、下利，宜乌梅丸。下利后重、喜饮水，用白头翁汤等症亦间有之。熟《伤寒论》者自知，而提纲不在此也。

【白话译文】

如果出现吐泻、腹痛、口不渴等症状，就应该按照太阴病处理，用理中汤为主加减治疗。如果吐泻后冷汗不止、手足厥冷，可用理中汤加附子，或用通脉四逆汤、白通汤为辅佐，这是太阴病兼少阴病的治法。又如吐泻，手足厥冷，烦躁欲死，不吐食而吐涎沫，服理中汤没有效果时，可再用吴茱萸汤为辅佐，这是太阴病兼厥阴病的治疗方法。但需要注意的是，如果是邪在三阴经已经化热的证候，便不能再用理中汤了。如太阴病腹痛时痛时止，当用桂枝加芍药汤；或腹痛，大便不通，当用桂枝加大黄汤；少阴病咳而呕，口渴心烦不得眠，当用猪苓汤；或心中烦，不得

读书笔记

卧，当用黄连阿胶汤；厥阴病消渴，气上撞心，吐蛔，下利，当用乌梅丸；下利不畅，口渴喜饮，当用白头翁汤等。又有吐泻不止，引起四肢抽搐的慢脾风，治疗也应按太阴病来辨治。

阴阳证 二太擒 **三阳独取太阳，三阴独取太阴，擒贼先擒王之手段也。太阳、阳明、少阳为三阳，太阴、少阴、厥阴为三阴。**

阴阳证：六经辨证中的三阴证、三阳证。

二太：太阳、太阴。

千古秘 理蕴深 **喻嘉言通禅理，后得异人所授，独得千古之秘。胡卣臣曰：习幼科者，能虚心领会，便可免乎殃咎，若骇为异说，则造孽无极矣。**

即痘疹 此传心 **痘为先天之毒，伏于命门，因感外邪而发。初起时用桂枝汤等，从太阳以化其气，气化则毒不留，自无一切郁热诸症，何用服连翘、紫草、牛蒡、生地、犀角、石膏、芩、连诸药，以致寒中变症乎？及报点已齐后，冀其浆满，易于结痂而愈，当求之太阴，用理中汤等补中宫土气，以为成浆脱痂之本，亦不赖保元汤及鹿茸、人乳、糯米、桂圆之力也。若用毒药取浆，先损中宫土气，浆何由成？误人不少！此古今痘书所未言，唯张隐庵《侣山堂类辩》微露其机于**

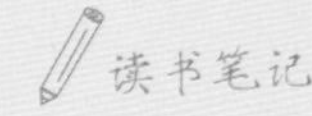

言外，殆重其道而不敢轻泄欤？疹症视痘症稍轻，亦须知此法。高士宗《医学真传》有桂枝汤加金银花、紫草法。

度金针：比喻传授精巧技能的方法。有诗云："鸳鸯绣了从教看，莫把金针度与人。"

谁同志 度金针

【白话译文】

凡小儿科的疾病，属于三阳经疾病的，首先应该从太阳经着手治疗；属于三阴经疾病的，应从太阴经着手治疗。太阳为三阳之首，太阴为三阴之首，所谓擒贼先擒王。千古秘籍里面，蕴藏着很深的道理。即使是儿科的痘疹病，也可以按上述方法辨证论治。如此精深的医理和治疗方法，只有志同道合的人才能够洞悉奥妙、传授于人、泽惠万民啊。

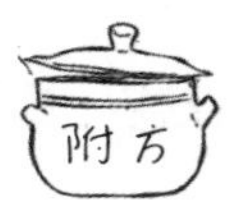

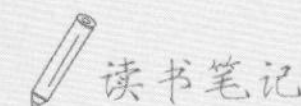

1. 桂枝汤

见痫症附方。

2. 桂枝加葛根汤

《伤寒论》方，即桂枝汤加葛根，有解肌舒筋之功效。主治项背强痛。此处用治痉病无汗。桂枝汤见痫症附方。

3. 桂枝加瓜蒌根汤

即桂枝汤加瓜蒌根，在此主治痉病有汗。桂枝汤见痢症附方。

4. 小柴胡汤

见咳嗽附方。

5. 理中汤

见心腹痛胸痹附方。

6. 通脉四逆汤

见伤寒瘟疫附方。

7. 白通汤

见伤寒瘟疫附方。

8. 吴茱萸汤

见心腹痛胸痹附方。

9. 桂枝加芍药汤

《伤寒论》方。主治太阳病误下、腹满时痛者。

桂枝、生姜各9克，芍药18克，炙甘草6克，大枣6枚。水煎，分三次服。

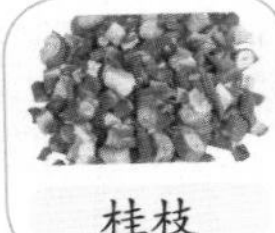
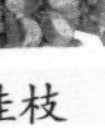
桂枝

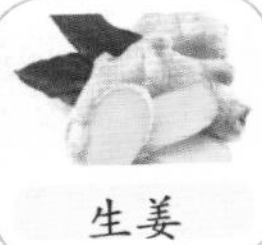
生姜

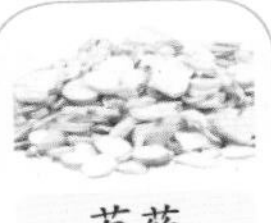
芍药

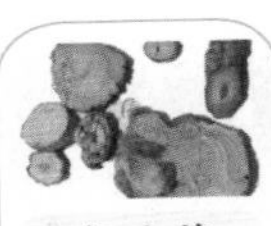
炙甘草

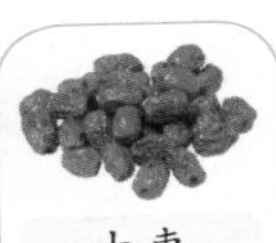
大枣

读书笔记

10. 桂枝加大黄汤

《伤寒论》方。主治太阳病误下、腹中大实痛者。

桂枝、生姜各 9 克，大黄、炙甘草各 6 克，芍药 18 克，大枣 6 枚。水煎服。

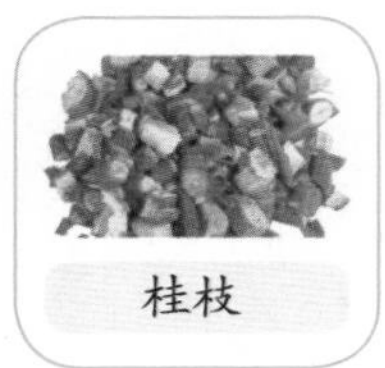
桂枝

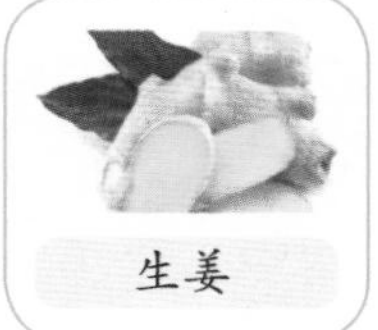
生姜

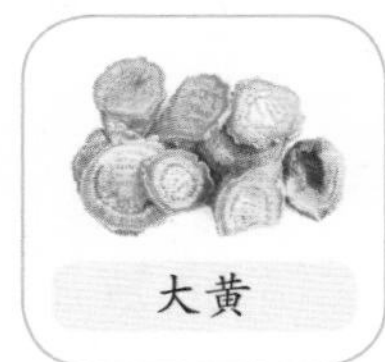
大黄

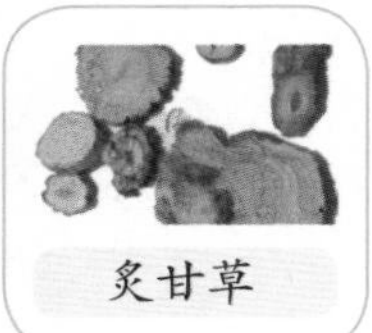
炙甘草

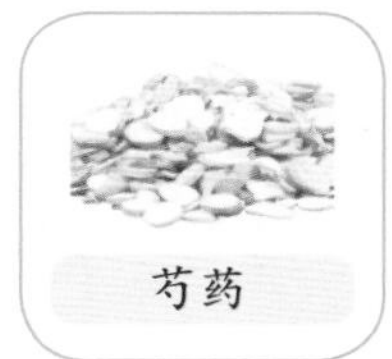
芍药

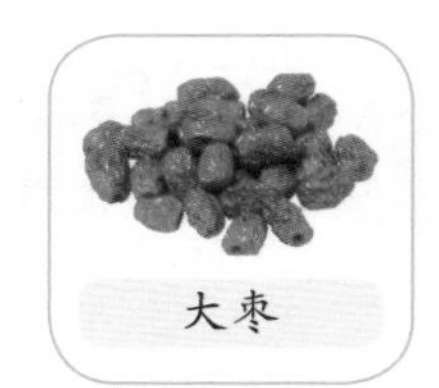
大枣

11. 猪苓汤

见暑症附方。

12. 黄连阿胶汤

即黄连、阿胶鸡子黄汤，见暑症附方。

13. 乌梅丸

见心腹痛胸痹附方。

14. 白头翁汤

见痢症附方。

读书笔记

15. 保元汤

《博爱心鉴》方，有益气温阳之功效。主治虚损劳怯、元气不足证，症见倦怠乏力、少气畏寒，以及小儿痘疮、阳虚顶陷、血虚浆清、难以收敛、舌淡苔脉、脉弱。

人参3克，黄芪9克，甘草3克，肉桂1.5克（原书无用量，今据《景岳全书》补）。加生姜1片，水煎，不拘时服。

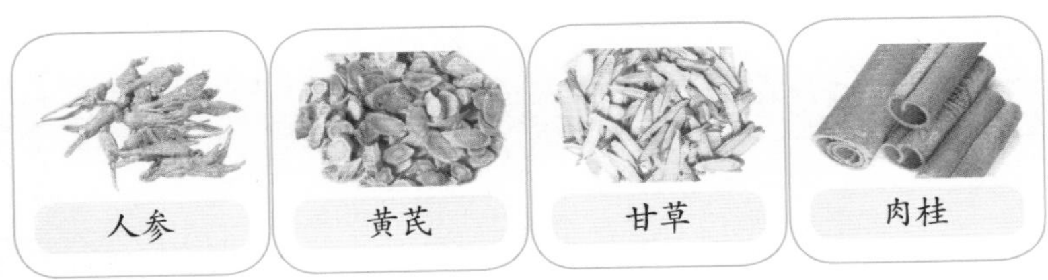

读书笔记